Deeksha Sharma
Niranjanaprasad Indra B.
Sadhasivam Gokkulakrishnan

Imagiologia da articulação temporomandibular

Deeksha Sharma
Niranjanaprasad Indra B.
Sadhasivam Gokkulakrishnan

Imagiologia da articulação temporomandibular

ScienciaScripts

Imprint

Any brand names and product names mentioned in this book are subject to trademark, brand or patent protection and are trademarks or registered trademarks of their respective holders. The use of brand names, product names, common names, trade names, product descriptions etc. even without a particular marking in this work is in no way to be construed to mean that such names may be regarded as unrestricted in respect of trademark and brand protection legislation and could thus be used by anyone.

Cover image: www.ingimage.com

This book is a translation from the original published under ISBN 978-620-8-22453-0.

Publisher:
Sciencia Scripts
is a trademark of
Dodo Books Indian Ocean Ltd. and OmniScriptum S.R.L publishing group

120 High Road, East Finchley, London, N2 9ED, United Kingdom
Str. Armeneasca 28/1, office 1, Chisinau MD-2012, Republic of Moldova, Europe
Printed at: see last page
ISBN: 978-613-7-42985-3

Copyright © Deeksha Sharma, Niranjanaprasad Indra B., Sadhasivam Gokkulakrishnan
Copyright © 2024 Dodo Books Indian Ocean Ltd. and OmniScriptum S.R.L publishing group

ÍNDICE

INTRODUÇÃO

O sistema estomatognático inclui várias estruturas anatómicas que permitem à boca abrir, engolir, respirar, fonar, sugar e realizar diferentes expressões faciais. Estas estruturas são a articulação temporomandibular (ATM), a maxila e a mandíbula, os tecidos musculares e os tendões, as arcadas dentárias, as glândulas salivares, bem como o osso hioide e os músculos que o ligam à omoplata e ao esterno, os músculos do pescoço. [1]

A ATM é uma diartrose, melhor definida como uma articulação gengivo-artrodial. É composta por uma cavidade sinovial, cartilagem articular e uma cápsula que reveste a mesma articulação constituída por líquido sinovial e vários ligamentos. A articulação é a união da cavidade do osso temporal com o côndilo mandibular.[1]

As articulações temporomandibulares são uma das articulações mais complexas. Cada uma está localizada num dos lados da face e é composta pela fossa mandibular, pelo tubérculo articular e pelo processo condilar da mandíbula, separados por um disco articular. A estas estruturas estão ligados ligamentos e músculos, que vão dar estabilidade e movimento. A ATM, através dos seus movimentos complexos, em diferentes planos ortogonais e múltiplos eixos de rotação, trabalha em sinergia com todas as estruturas. Quando as ATMs funcionam corretamente, os movimentos da mandíbula podem ser realizados sem dor ou desconforto.[2]

A expressão "desordens temporomandibulares (DTMs)" é um termo coletivo que engloba uma série de problemas clínicos que envolvem a musculatura mastigatória, a articulação temporomandibular (ATM) e estruturas associadas, ou ambas. [3]

A predileção epidemiológica das DTMs nas mulheres é impressionante. Na população em geral, as DTMs são duas vezes mais prevalentes nas mulheres do que nos homens, enquanto que nas populações de doentes estas doenças têm uma preponderância feminina para masculina que chega a ser de 10:1. Além disso, ao contrário de doenças semelhantes de outras articulações, que também têm uma maior predileção pelo sexo feminino, mas que ocorrem na pós-menopausa, uma grande proporção de mulheres com DTMs tem entre dezoito e quarenta e cinco anos de idade. As razões para este acentuado dimorfismo sexual e distribuição etária permanecem por esclarecer.[4,5]

Foi demonstrado que as DTM dolorosas são perturbações biopsicossociais e multifactoriais, pelo que é altamente improvável que seja identificada uma causa única num determinado doente. O perfil psicológico do indivíduo e um estado de amplificação da dor são dois domínios que se supõe desempenharem um papel na etiologia das DTM dolorosas. O número de doenças comórbidas (por exemplo, síndrome do intestino irritável, insónia) e os sintomas orofaciais inespecíficos (por exemplo, rigidez, fadiga) foram também fortes preditores independentes do aparecimento de DTM dolorosa, o que pode representar outro domínio causal relacionado com a "saúde geral e sintomas globais". Pensa-se que cada um destes três domínios, composto por uma variedade de factores de risco específicos, é regulado pela expressão genética e influenciado por factores sociais e ambientais. Até à data, há provas de uma maior contribuição dos domínios psicológico e de sintomas globais para o primeiro aparecimento de DTM, enquanto a amplificação da dor está associada ao prognóstico.[6,7]

As vulnerabilidades biológicas, psicológicas e sociais interagem com factores de stress contextuais e ambientais para produzir DTM dolorosa e sintomas comórbidos, com ou sem eventos iniciadores identificáveis (por exemplo, micro/macro traumas). Após o início, os factores de prognóstico, incluindo a interferência da dor, a saúde geral, a sensibilidade à dor e os factores psicológicos e sociais, podem contribuir para a perpetuação dos sintomas ou para a recuperação. Embora a fisiopatologia exacta permaneça pouco clara, foram propostos vários mecanismos não mutuamente exclusivos para explicar a forma como os factores biológicos, psicológicos e sociais se podem combinar para predispor, perpetuar ou iniciar uma DTM dolorosa.[8,9,10]

O diagnóstico das DTM baseia-se na história e no exame físico, com modalidades de imagiologia e determinados exames laboratoriais. [11]A imagiologia é considerada um complemento útil no diagnóstico das DTM. Estão disponíveis vários métodos de imagiologia da ATM. Estes incluem a radiografia básica (como as panorexes e os tomogramas corrigidos), a ultrassonografia, a ressonância magnética e a tomografia computorizada em espiral ou conebeam. Estas últimas tecnologias permitem visualizar a articulação como secções em diferentes planos e também podem ser apresentadas como reconstruções volumétricas em 3D para melhorar as capacidades de diagnóstico Embora as informações de diagnóstico fornecidas pelas radiografias simples, como o ortopantomograma, sejam limitadas, são convenientes, simples e servem para excluir alguns dos diagnósticos diferenciais da ATM óssea, como fracturas, anquilose, distúrbios de crescimento e neoplasias. Para os tipos mais comuns de DTM cuja apresentação clínica é típica, muitas unidades podem não utilizar rotineiramente exames de imagem adicionais. No entanto, recomenda-se a utilização de tomografia computorizada ou de ressonância magnética se o diagnóstico for duvidoso. Isto deve-se à disponibilidade e ao custo, e ao facto de a imagiologia adicional poder não alterar o plano de tratamento inicial. No entanto, quando se pretende obter mais informações, a ressonância magnética (RM) é o padrão de excelência para a imagiologia da ATM e é útil para avaliar o estado das estruturas ósseas e não ósseas da ATM, como os músculos mastigatórios, os ligamentos e o disco cartilaginoso.[12,13]

A gestão das DTMs através da terapia não-farmacológica inclui a educação do paciente (por exemplo, boa higiene do sono, dieta de alimentos macios) e fisioterapia. A terapia farmacológica inclui fármacos anti-inflamatórios não esteróides, ciclobenzaprina, antidepressivos tricíclicos e gabapentina. As injecções nas articulações temporomandibulares com hialuronato de sódio, plasma rico em plaquetas e proloterapia com dextrose podem ser consideradas, mas a evidência de benefício é fraca. Nos casos refractários, está indicado o encaminhamento para cirurgia oral e maxilofacial.[14,15]

Uma vez que as DTMs são uma articulação complexa com muitas funções essenciais à vida. As anomalias em qualquer um dos numerosos componentes do aparelho da ATM podem levar a uma perturbação da fisiologia da articulação. Por conseguinte, tendo em conta o impacto das DTM numa proporção significativa da população, é essencial uma compreensão aprofundada da anatomia e da fisiopatologia das doenças e perturbações da ATM, através da investigação de modalidades de imagiologia e de investigações bioquímicas, para um diagnóstico e uma gestão adequados das DTM.[16] Uma vez que as vias de cuidados que apoiam o diagnóstico e a gestão precoces são susceptíveis de melhorar o prognóstico, a qualidade de vida e reduzir os custos dos cuidados de saúde para os pacientes com DTM. Assim, nesta dissertação, são documentadas as evidências actuais sobre o diagnóstico das DTM.

REVISÃO DA LITERATURA

R B Kerstein, et al, (1995), efectuaram uma revisão na qual estudaram 102 pacientes com síndrome de dor miofascial e disfunção temporomandibular (MPDS-TMD), tratados com terapia de redução do tempo de exclusão de 1983 a 1991, com o objetivo de determinar os resultados a longo prazo deste tratamento na redução dos sintomas. Foi pedido aos doentes que preenchessem um questionário de sintomas que utilizava escalas numéricas ordinais para determinar o estado da doença (frequência e intensidade dos sintomas musculares, articulares e disfuncionais; frequência da utilização de medicamentos e aparelhos) antes e depois do tratamento com a redução do tempo de exclusão. Os resultados estatísticos indicaram que a terapia de redução do tempo de desclusão é um regime de tratamento altamente eficaz para a MPDS e que tem efeitos duradouros na redução dos sintomas. Além disso, os resultados desse estudo retrospetivo indicaram que a oclusão e, mais especificamente, o longo tempo de desoclusão pré-tratamento, desempenham um papel primordial na sintomatologia e, muito provavelmente, na etiologia da MPDS e da DTM.

R B Kerstein, et al, (1997), efectuaram um estudo para avaliar o impacto que a redução do tempo de desclusão para menos de 5 segundos durante as excursões mandibulares direita e esquerda tem nos sintomas de dor miofascial presentes numa população de estudantes de medicina dentária. Neste estudo, vinte e cinco estudantes de medicina dentária, que apresentavam sintomatologia consistente com dores miofasciais, foram divididos num grupo de tratamento, num grupo de controlo e num grupo sem tratamento. Participaram num estudo de ajustamento oclusal que mediu as alterações no tempo de desoclusão, bem como as remissões dos sintomas de dores miofasciais musculares resultantes do tratamento. O grupo tratado de dez indivíduos recebeu ajustes oclusais ICAGD para encurtar o seu tempo de desoclusão para menos de. 5 segundos por excursão mandibular. Os resultados sugerem que a redução do tempo de desoclusão para menos de. 5 segundos por excursão mandibular pode induzir a remissão de muitos sintomas de dores musculares miofasciais. Além disso, os ajustes oclusais simulados do ICAGD não parecem ser um fator na resposta ao tratamento dos indivíduos de controlo, uma vez que este grupo não apresentou uma remissão estatisticamente significativa dos sintomas.

Necip Mutlu, et al, (2002), Neste estudo, foi avaliada a prevalência de perturbações da ATM em estudantes de medicina dentária e a relação entre a síndrome de perturbação da ATM e a condição emocional do paciente. O grupo de estudo era constituído por 156 homens e 105 mulheres, num total de 261 estudantes. As medições psicométricas revelaram diferenças psicológicas significativas entre os indivíduos com os seguintes sintomas da síndrome da disfunção da ATM: hipocondria, histeria (MMPI), somatização e raiva. Em ambos os grupos, não se registaram diferenças significativas entre as escalas de BDS, RSS e STAI-I e II. O exame clínico revelou uma perturbação interna em 18 alunos do sexo masculino e 18 do sexo feminino e uma perturbação externa em 6 alunos do sexo masculino e 1 do sexo feminino. Concluiu-se assim que, no que diz respeito à relação com a síndrome de desordem da ATM, onde esta afecta o estado emocional dos pacientes, o apoio psiquiátrico pode ser muito útil na avaliação e tratamento de pacientes com estas queixas.

Xavier Tomas, et al, (2006), descreveu numa revisão que a disfunção da articulação temporomandibular (ATM) é uma condição comum que é melhor avaliada com imagens de ressonância magnética (RM). O primeiro passo na ressonância magnética da ATM é avaliar o disco articular, ou menisco, em termos de suas caraterísticas morfológicas e sua localização em relação ao côndilo nas posições de boca fechada e aberta. A localização do disco é de suma importância, pois a presença de um disco deslocado é um sinal crítico de disfunção da ATM. No entanto, a deslocação do disco também é frequentemente observada em voluntários assintomáticos, pelo que podem ser necessários outros achados para ajudar a estabelecer o diagnóstico. Esses achados incluem espessamento de uma inserção do músculo pterigóideo lateral, rutura das camadas retrodiscais e derrame articular e podem servir como sinais precoces indiretos de disfunção da ATM. É importante que o radiologista detecte precocemente os sinais imagiológicos de disfunção por RM, evitando assim a evolução desta condição para a sua fase final, uma fase avançada e irreversível que se caracteriza por alterações osteoartríticas como o achatamento condilar ou osteófitos.

Poveda Roda R, et al, (2007), descreveram numa revisão que a patologia da articulação temporomandibular (ATM) afecta uma parte importante da população. Entre 3-7% da população procura tratamento para dor e disfunção da ATM ou estruturas relacionadas. A literatura relata grande variabilidade na prevalência dos sintomas clínicos (6-93%) e sinais (0-93%), provavelmente como resultado dos diferentes critérios clínicos utilizados. As alterações radiográficas correspondentes à osteoartrose são observadas em 14,44% da população. Nos doentes idosos há uma maior prevalência de sinais clínicos e radiológicos, mas também uma menor prevalência de sintomas e de pedidos de tratamento do que nos adultos mais jovens. Aproximadamente 7% da população entre os 12 e os 18 anos de idade é diagnosticada com dor e disfunção mandibular. A disfunção temporomandibular (DTM) é mais frequente no sexo feminino. Não foi estabelecida uma relação clara entre as alterações oclusais e a doença da ATM.

E Tanaka, et al, (2008), descreveram numa revisão que as perturbações da articulação temporomandibular (ATM) têm etiologias complexas e por vezes controversas. Além disso, em circunstâncias semelhantes, a ATM de uma pessoa pode parecer deteriorar-se, enquanto a de outra não. No entanto, uma vez iniciadas as alterações degenerativas na ATM, esta patologia pode ser incapacitante, conduzindo a uma variedade de deformidades morfológicas e funcionais. Os distúrbios da ATM têm, em primeiro lugar, uma origem não-inflamatória. O processo patológico é caracterizado pela deterioração e abrasão da cartilagem articular e pelo espessamento local. Estas alterações são acompanhadas pela sobreposição de alterações inflamatórias secundárias. Por conseguinte, a compreensão da fisiopatologia dos distúrbios degenerativos da ATM é importante para a compreensão da etiologia, do diagnóstico e do tratamento do desarranjo interno e da osteoartrose da ATM. Pensa-se que as alterações degenerativas da ATM resultam de uma remodelação disfuncional, devido a uma diminuição da capacidade de adaptação das superfícies articulares ao hospedeiro e/ou a uma sobrecarga funcional da articulação que excede a capacidade de adaptação normal.

Jorge A Learreta, et al, (2009), descreveu em uma revisão que o conhecimento científico atual das patologias da ATM aponta para a importância da investigação etiológica e a necessidade do diagnóstico diferencial utilizando os mais modernos recursos tecnológicos. Estes incluem a ressonância magnética, a tomografia computorizada, os estudos serológicos, o mapeamento genético e os instrumentos bioelectrónicos que permitem aos clínicos estudar, compreender e medir, respetivamente, as alterações estruturais dos tecidos moles e duros, as infecções, a suscetibilidade genética para doenças auto-imunes e a função estomatognática.

Mehul J. Desai, et al, (2013), descreveram numa revisão que a síndrome da dor miofascial (SPM) é definida como dor que tem origem em pontos de gatilho miofasciais no músculo esquelético. É prevalente nas síndromes regionais de dor musculoesquelética, isoladamente ou em combinação com outros geradores de dor. A avaliação e a gestão adequadas da dor miofascial são uma parte importante da reabilitação músculo-esquelética e das síndromes regionais de dor axial e dos membros.

Meghan K. Murphy, et al, (2013), descreveu numa revisão que os distúrbios da articulação temporomandibular afectam até 25% da população, mas a sua etiologia e progressão são mal compreendidas. Como resultado, as opções de tratamento são limitadas e não satisfazem as exigências a longo prazo da população de doentes relativamente jovens. Em até 70% dos casos, as DTM são acompanhadas por um mau posicionamento do disco da ATM, denominado "desarranjo interno". Embora o início não esteja bem caracterizado, foram identificadas correlações entre o desarranjo interno e as alterações osteoartríticas. Devido à natureza complexa e única de cada caso de DTM, o diagnóstico requer uma análise específica do doente, acompanhada de várias modalidades de diagnóstico.

 Asim K Bag, et al, (2014), descreveram numa revisão que a imagiologia da articulação temporomandibular (ATM) está a evoluir continuamente com o avanço das tecnologias de imagiologia. Atualmente, são utilizadas muitas modalidades de imagiologia diferentes para avaliar a ATM. A ressonância magnética é normalmente utilizada para a avaliação da ATM devido à sua resolução de contraste superior e à sua capacidade de obter imagens dinâmicas para demonstrar a funcionalidade da articulação. A tomografia computadorizada e a ultrassonografia têm indicações específicas para a avaliação da ATM.

Mythili Kalladka, et al, (2014), descreveram numa revisão A doença articular degenerativa (DJD), um problema osteoartrítico comum, apresenta-se como uma doença crónica debilitante que resulta numa estrutura articular alterada devido à degradação e perda de cartilagem articular, juntamente com alterações no osso subcondral e noutros tecidos moles. A DJD é um achado frequente nas articulações temporomandibulares (TMJs). Consequentemente, uma boa compreensão da utilização de um algoritmo de diagnóstico conduzirá a um melhor controlo da DJD na ATM. A etiopatogénese da osteoartrite é complexa e está associada a múltiplos factores de risco.

Andrew L. Young, et al, (2015), descreveram numa revisão que Os desarranjos internos da articulação temporomandibular são condições em que o disco articular foi deslocado da sua posição original na cabeça do côndilo. A deslocação do disco pode resultar em várias apresentações, sendo as mais comuns a deslocação do disco com redução (com ou sem bloqueio intermitente) e a deslocação do disco sem redução (com ou sem abertura limitada). O tratamento adequado vai normalmente da educação e monitorização do doente a talas, fisioterapia e medicamentos. Em casos raros e selecionados, pode ser necessária cirurgia. No entanto, na maioria dos desarranjos internos, o prognóstico é bom, particularmente com cuidados conservadores.

Daniel Talmaceanu, et al, (2018), descreveram numa revisão que o diagnóstico e a gestão das desordens temporomandibulares (DTM) requerem exames clínicos e imagiológicos da articulação temporomandibular (ATM). Uma variedade de modalidades pode ser usada para obter imagens da ATM, incluindo ressonância magnética (RM), tomografia computadorizada (TC), TC de feixe cônico, ultrassonografia e radiografia convencional. Devido à complexidade anatómica da ATM, a obtenção de imagens pode ser difícil. A escolha da técnica de imagiologia adequada é essencial. Atualmente, a radiografia convencional tem um interesse limitado. A utilização de películas planas para a patologia da ATM não é suficiente, uma vez que esta articulação requer imagens tridimensionais. As alterações ósseas são melhor visualizadas com a TC e a TC de feixe cónico. A TC de feixe cónico fornece uma reconstrução multiplanar de alta resolução da ATM, com uma dose de radiação baixa, sem sobreposição das estruturas ósseas. A ressonância magnética é uma técnica não invasiva, considerada o padrão ouro na obtenção de imagens dos componentes de tecidos moles da ATM.

Rhea Reji John, et al, (2020), descreveram numa revisão que a disfunção da articulação temporomandibular (ATM) afecta uma grande parte da população em todo o mundo. Os exames clínicos, por si só, podem não fornecer um diagnóstico adequado de uma disfunção da ATM e, por conseguinte, a imagiologia da ATM revela-se um complemento do exame clínico para fornecer as informações necessárias. A imagiologia da ATM inclui uma variedade de técnicas e a seleção da técnica adequada é de importância primordial para a obtenção das informações necessárias para uma análise mais aprofundada ou para o tratamento do doente. Assim, as várias técnicas de imagiologia para tecidos duros e moles ajudam o clínico a escolher a modalidade de imagiologia adequada para o doente.

Andre Barkhordarian, et al, (2020), um estudo no qual os pacientes com DTM comórbida e condições sistémicas/neurológicas foram comparados utilizando marcadores de diagnóstico clínico, biomarcadores inflamatórios, de dor, enzimáticos de destruição de tecidos e atividade de ressonância magnética funcional (fMRI) do cérebro, com e sem uma ortótese dentária personalizada. Os resultados mostraram uma correlação entre o diagnóstico clínico da ATM patológica, os biomarcadores e a fMRI neste estudo. Verificou-se uma elevação acentuada dos biomarcadores em amostras colhidas da ATM de pacientes que foram clinicamente diagnosticados com DTM. O estudo de fMRI dos pacientes com DTM mostrou uma rede de saliência hiperconectada anormal e um fluxo sanguíneo diminuído para os lobos frontais anteriores quando não usavam as suas ortóteses dentárias personalizadas. Este estudo realçou a importância das ligações entre a ATM e o SNC e a utilização da fMRI como uma ferramenta de investigação para compreender as DTM e as patologias neurológicas relacionadas.

Shrivastava, M, et al, (2021), descreveram numa revisão que a dor da região orofacial é a principal queixa pela qual os pacientes procuram tratamento para a ATM. De todas as condições de dor orofacial, uma condição que possui um problema de saúde global significativo é a desordem temporomandibular (DTM). Os doentes com DTM queixam-se frequentemente de dor como sintoma. As DTM podem ocorrer devido a uma interação complexa entre a sensibilização periférica e central, as vias moduladoras endógenas e o processamento cortical. Para o diagnóstico da dor causada por DTM é necessária uma história descritiva, avaliação clínica e exames de imagem. No entanto, devido à natureza complexa da dor, é necessário um passo adicional para efetuar um diagnóstico definitivo de DTM. O papel dos diferentes biomarcadores envolvidos nas DTM dolorosas ainda não é claro.

Baig, M.F., et al, (2021), descreveu numa revisão que a Síndrome de Disfunção Dolorosa Miofascial ou distúrbio de dor miofascial é uma das tríades de distúrbios que estão englobados nos distúrbios da ATM. Várias nuances de diagnóstico, planejamento de tratamento e modalidades de gestão, além de lançar luz sobre as terminologias em evolução, mecanismos causais e tendências recentes na gestão de MPDS. Foi recomendada a importância de uma abordagem de gestão multimodal, da reabilitação psicológica e do acompanhamento dos doentes a longo prazo.

Neha Singh, et al, (2021), realizaram um estudo para avaliar e comparar a eficácia da artrocentese com soro fisiológico normal isoladamente e em conjunto com a injeção de hialuronato de sódio (SH) no tratamento do desarranjo interno da ATM. Neste estudo, sessenta pacientes com desarranjo interno da ATM foram divididos aleatoriamente em dois grupos iguais; o Grupo 1 foi realizado com solução salina normal e o Grupo 2 com solução salina normal seguida de 1 ml de SH. Os pacientes foram acompanhados após 1 semana para verificar quaisquer complicações pós-operatórias e 1, 2 e 3 meses para sessões subsequentes e alterações nas variáveis subjectivas e objectivas.

Gunjan S Dhabale, et al, (2022), descreveu numa revisão que a articulação temporomandibular (ATM) pode ser visualizada utilizando várias técnicas de imagiologia. Devido às doses de radiação relativamente baixas e à excelente resolução espacial, a tomografia computorizada de feixe cónico (CBCT) está a ser utilizada com maior frequência na imagiologia dentária-maxilo-facial. Para o diagnóstico e tratamento dos distúrbios da ATM, é necessário efetuar um exame imagiológico. O compartimento ósseo é visualizado através da TC convencional, e a TCFC e as imagens dos tecidos moles são extremamente bem apreciadas na RM. No entanto, a imagiologia convencional da ATM tem as suas limitações devido à sua visão bidimensional e à sobreposição anatómica adjacente.

Seyed M Gharavi, et al, (2022), descreveram numa revisão que a desordem temporomandibular (DTM) é uma condição músculo-esquelética comum que causa dor e incapacidade aos doentes e impõe um elevado encargo financeiro ao sistema de saúde. A causa mais comum de DTM é o desarranjo interno, principalmente secundário à deslocação do disco articular. Várias outras patologias, como a artrite inflamatória, a infeção e a neoplasia, podem simular o desarranjo interno. A RM é a modalidade de eleição para a avaliação da ATM. Por conseguinte, os radiologistas devem estar familiarizados com a anatomia e a função normais da ATM e com a imagiologia por RM do desarranjo interno e de outras patologias menos comuns da ATM.

Warburton, G., et al, (2022), descreveu numa revisão que o desarranjo interno da articulação é uma perturbação dos aspectos internos da ATM - deslocações/adesões/impactos do disco, causando alterações nos movimentos dinâmicos normais da articulação. Os médicos devem ser diligentes no estabelecimento do diagnóstico correto e da causa da DTM, o que, em última análise, conduz ao tratamento adequado destes doentes. Embora muitos pacientes se adaptem ao longo do tempo ou com tratamento não cirúrgico, a cirurgia pode ser indicada para aqueles com problemas contínuos. A pirâmide cirúrgica fornece uma progressão por etapas para os doentes que necessitam de cirurgia da ATM, como a cirurgia artroscópica minimamente invasiva.

S Mineshor Singh, et al, (2022), efectuou um estudo para rever sistematicamente a eficácia de três modalidades de tratamento diferentes, ou seja, terapia farmacológica, física e oclusal, na gestão da SDMP. O resultado obtido é que as três intervenções que são oclusais, farmacológicas e fisioterapia são eficazes no tratamento de pacientes com MPDS.

Eric M. Matheson, et al, (2023) descreveram numa revisão que os distúrbios temporomandibulares afectam entre 5% e 12% da população e apresentam sintomas como dor de cabeça, bruxismo, dor na articulação temporomandibular, estalidos ou estalidos na mandíbula, dor no pescoço, zumbidos, tonturas, diminuição da audição e hiperacuidade ao som. Os sinais comuns no exame físico incluem sensibilidade dos músculos pterigóides, das articulações temporomandibulares e dos músculos temporais, bem como má oclusão da mandíbula e crepitação. O diagnóstico baseia-se na história e no exame físico; no entanto, recomenda-se o recurso à tomografia computorizada ou à ressonância magnética se o diagnóstico for duvidoso. A terapia não farmacológica inclui a educação do doente (por exemplo, boa higiene do sono, dieta de alimentos macios) e fisioterapia.

Ali H Alrizqi, et al, (2023), efectuou uma revisão da literatura para determinar a prevalência de DTM a nível mundial e na Arábia Saudita com base em estudos publicados. Os resultados revelaram que, de 35 artigos selecionados, foi relatada uma prevalência de menos de 40% de DTM com factores associados, como o género, o estado psicológico e a idade. O género feminino apresentou uma taxa de DTM mais elevada do que o género masculino. Por conseguinte, o rastreio de DTM é uma ferramenta importante para todos os pacientes que visitam a clínica dentária para avaliar o estado da ATM e tratar a DTM em fases iniciais, especialmente em casos não dolorosos.

Kushagra Maini, et al, (2023), descreveram numa revisão que a desordem temporomandibular (DTM) se refere a um grupo de condições que envolvem a região orofacial, divididas entre as que afectam os músculos mastigatórios e as que afectam a articulação temporomandibular (ATM). As caraterísticas típicas incluem dor na ATM, restrição do movimento mandibular e sons na ATM. Estes sintomas podem resolver-se por si só sem tratamento adicional. Caso contrário, os métodos conservadores são os primeiros a ser utilizados, com resultados positivos na maioria dos doentes.

Grzegorz Zielinski, et al, (2024), realizou uma meta-análise para avaliar a proporção de pessoas com DTMs em diferentes estudos, considerando factores como a região geográfica, a idade do doente e o tamanho da amostra. Os resultados revelaram que a incidência de DTMs na população mundial foi de 34%. A faixa etária de 18 a 60 anos é a mais exposta às DTMs. A partir dos dados apresentados, observámos que, para cada continente, o grupo feminino foi 9% a 56% maior do que o grupo masculino. A maior relação mulher/homem (F:M) foi registada na América do Sul (1,56), enquanto a menor relação F:M foi registada na Europa (1,09), sugerindo uma distribuição quase igual de homens e mulheres. Assim, concluiu-se que a localização geográfica pode desempenhar um papel na ocorrência. A prevalência de DTMs foi significativamente maior na América do Sul (47%) em comparação com a Ásia (33%) e a Europa (29%).

Tore A Larheim, et al, (2024), descreveu numa revisão a importância de alguns aspectos anatómicos para a obtenção de imagens óptimas da articulação temporomandibular (ATM). As patologias mais frequentes na ATM incluem o desarranjo interno (ID) e a osteoartrite (OA) e condições menos comuns: ID e alterações semelhantes à OA em crianças e adolescentes, reabsorção condilar idiopática, artrite inflamatória e artrite idiopática juvenil.

ANATOMIA

A superfície craniana da ATM é constituída pela zona escamosa do osso temporal; toma o nome de fossa glenoide e acolhe o côndilo da mandíbula. A área posterior da fossa é conhecida como crista articular posterior; lateralmente a esta última, encontramos uma porção óssea denominada processo pós-glenoide. A área do processo pós-glenoide contribui para a formação da parede superior do meato acústico externo.

O limite anterior da fossa glenoide do osso temporal constitui a eminência articular, que forma uma proeminência óssea medial na borda posterior do osso zigomático. O plano pré-glenoide é ligeiramente inclinado, desembocando na eminência articular; esta última é anterior à fossa, juntamente com a base do crânio. O plano pré-glenoide é ligeiramente inclinado, desembocando na eminência articular; esta última é anterior à fossa, juntamente com a base do crânio. Esta zona permite e facilita os movimentos do disco articular e do côndilo. Na face lateral da eminência articular, existe uma crista óssea, denominada tubérculo articular, junto à raiz do processo zigomático.[14,17,18,19,20]

A fossa glenoide é mais larga na sua porção mediolateral, em comparação com a área anteroposterior. A superfície articular inferior da fossa glenoide representa a área superior da mandíbula. Consiste no côndilo da mandíbula com um diâmetro transversal de cerca de 15 a 20 mm e uma medida de cerca de 8 a 10 mm na direção ântero-posterior.

O disco articular que cobre o côndilo e se interpõe abaixo da fossa glenoide tem uma forma bicôncava ou oval; o disco cartilaginoso tem uma porção anterior (cerca de 2 mm) e posterior (cerca de 3 mm), com um diâmetro mais fino no meio. A porção anterior do disco é constituída por uma camada de fáscia fibroelástica (superiormente) e uma camada fibrosa (inferiormente). A porção superior está em contacto com o processo pós-glenoide, com a função de evitar o deslizamento do disco durante a abertura da boca. A porção inferior do disco tem a função de evitar movimentos rotacionais excessivos do disco em relação ao côndilo mandibular.

A porção anterior do disco articular está em contacto com: a cápsula articular; a eminência articular; o côndilo; a zona superior do músculo pterigoide lateral.

A porção posterior do disco articular relaciona-se com: tecido retro-discal bilateral (atrás do côndilo), fossa glenoide; côndilo; osso temporal.

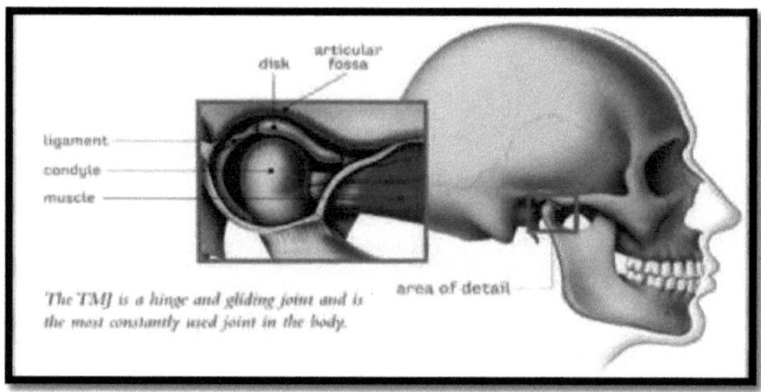

O aspeto medial e lateral do disco cartilaginoso está ligado à formação condilar da mandíbula. Os bordos do disco fundem-se parcialmente com a cápsula fibrosa que envolve a articulação.

Vários ligamentos gerem as forças da ATM e enviam múltiplas aferências proprioceptivas. A propriocepção da articulação é fornecida por vários componentes, como a cápsula, os músculos mastigatórios, os receptores cutâneos e os receptores dos ligamentos periodontais. A tensão percebida pelos ligamentos articulares desempenha um papel importante na função da ATM

- Ligamento esfenomandibular - O ligamento esfenomandibular (LME) é um resíduo da cartilagem de Meckel. Origina-se da espinha esfenoidal (de onde também se origina o ligamento pterigoespinhoso) e, no seu trajeto em direção à mandíbula, insere-se na parede medial da cápsula articular da ATM. Através da fissura petrotimpânica, envolve o martelo e forma algumas fibras do ligamento anterior do martelo. Continua a sua descida para se fixar na língula da mandíbula (esfenoide, ouvido médio, maxilar). O nervo milo-hióideo e vários vasos atravessam o ligamento; tem contactos com a fáscia pterigomandibular. Está em relação superior e lateral com o músculo pterigoide lateral, a artéria maxilar interna e o nervo auriculotemporal, o nervo alveolar inferior e a artéria meníngea medial. A sua principal função é proteger a ATM de uma translação excessiva do côndilo, após 10 graus de abertura da boca.
- Ligamento estilomandibular - O ligamento estilomandibular (LME) surge a partir do processo estiloide do osso temporal até à margem posterior da mandíbula ou do ângulo da mandíbula. É considerado um espessamento da fáscia cervical profunda (em particular da fáscia parotídea). Serve para limitar a protrusão excessiva da mandíbula. A sua derivação embriológica diz respeito ao primeiro e segundo arcos branquiais, dos quais derivará o estribo do ouvido médio (através da cartilagem de Reichert). No seu trajeto, cobre a porção interna do músculo pterigóideo medial.
- Ligamento pterigomandibular. O ligamento pterigomandibular ou rafe (PTML) é um espessamento da fáscia bucofaríngea. Surge a partir do ápice do hamulus do plano pterigoide interno do crânio até à zona posterior do trígono retromolar do osso mandibular. Alguns músculos estão em contacto com o PTML: o músculo bucinador (anterior) e o músculo constritor da faringe (posterior). Embriologicamente, o ligamento deriva da conexão mesenquimal de dois arcos branquiais (primeiro e segundo). O PTML limita os movimentos excessivos da mandíbula.
- Ligamento Pinto ou maleolomandibular ou discomalleolar - Do ponto de vista embriológico, deriva da porção timpânica. O ligamento tem duas porções. A primeira diz respeito ao ouvido médio, envolve o martelo relativamente ao ligamento anterior do martelo; a segunda envolve a zona extra-timpânica, ou seja, a porção da cápsula articular da ATM, póstero-superior, em contacto com os tecidos retro-discais (passando pela fissura petro-timpânica). A sua função é dupla. Para a ATM, protege a membrana sinovial relativamente às tensões das estruturas

circundantes. Para o ouvido médio, parece gerir ou influenciar a pressão adequada para esta zona do ouvido

- O ligamento colateral é constituído por 2 feixes de fibras simétricas que se originam ao nível da fáscia intermédia do disco articular e se inserem nos pólos medial e lateral do côndilo mandibular. Serve para fixar o disco ao côndilo.

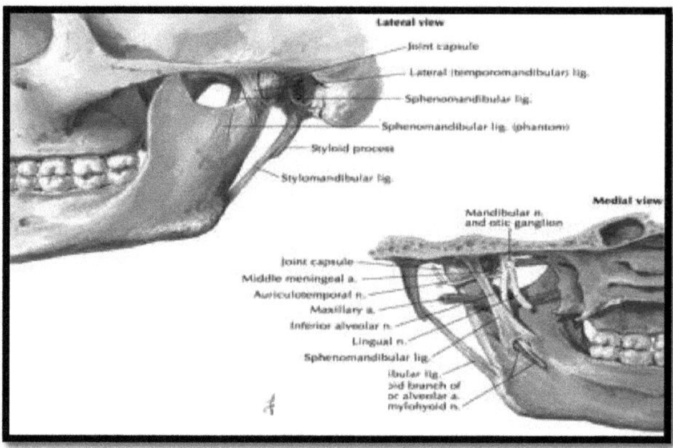

Figura 2: Representação da relação anatómica da ATM

Relação anatómica da ATM

Relation to the TMJ	Anatomic structures
Lateral	Skin Fasciae Parotid gland Temporal branch of facial nerve
Medial	Lateral pterygoid muscle Roots of auriculotemporal nerve Middle meningeal artery Spine of sphenoid Sphenomandibular ligament Chorda tympani nerve
Anterior	Lateral pterygoid muscle Temporalis muscle Masseteric nerve and vessels
Posterior	Parotid gland Superficial temporal vessels Auriculotemporal nerve External auditory meatus
Superior	Floor of middle cranial fossa Middle meningeal vessels
Inferior	Maxillary artery and vein

A ATM está relacionada com diferentes músculos que têm a função de mover e proteger a própria articulação. Os músculos que funcionam para fechar a mandíbula são o masseter, o temporal, o pterigoide lateral ou externo. Os músculos que abrem a mandíbula são o pterigoide medial ou interno, o geniohióideo, o milo-hióideo e o digástrico.

Função

Quando a boca abre, há uma combinação de movimento rotacional do espaço discomandibular e ação do espaço discotemporal translacional; a rotação ocorre antes da translação. O côndilo pode mover-se lateralmente através de uma rotação e depois um deslizamento anterior da mesma estrutura condilar, e uma translação/rotação anterior na direção medial do côndilo oposto. O côndilo pode deslocar-se para trás, enquanto o côndilo oposto desliza para a frente. A protrusão bilateral ou ipsilateral da ATM ocorre por deslizamento anterior. Os movimentos complexos da ATM permitem múltiplas funções: Mastigação, sucção, deglutição, fonação, expressões faciais, respiração, protrusão, retrusão, lateralização da mandíbula, abertura da boca, manutenção da pressão correta do ouvido médio[14,17,18,19,20]

Embriologia

A ATM deriva do primeiro arco faríngeo, onde podemos reconhecer uma parte mesodérmica (músculos e vasos) e mesênquima (das cristas neurais) para os ossos e cartilagens. O desenvolvimento da ATM divide-se em três fases: a fase blastémica; a fase de cavitação e, por fim, a fase de maturação
- Fase blastémica. Inicia-se na sétima/oitava semana de gestação, onde ocorre a formação da fossa glenoide e do blastema condilar (conjunto de células que permanecem muito tempo indiferenciadas e que, proliferando, dão origem a esboços de órgãos)
- Fase de cavitação. Inicia-se a formação do espaço articular inferior. Os blastemas começam a diferenciar-se em várias camadas, para formar a camada sinovial inferior e o que se tornará o disco articular; isto acontece entre a nona e a décima semanas de gestação
- Fase de maturação. O espaço articular superior começa a formar-se por volta da décima primeira semana de gestação. A ATM continuará a formar-se até ao nascimento do bebé. Por volta das 17 semanas, forma-se a cápsula articular e, entre as 19 e as 20 semanas, reconhece-se o desenvolvimento da cartilagem no interior da cápsula

A morfologia da fossa glenoide e do côndilo estará sob a influência das forças mecânicas dos vasos e dos músculos vizinhos. À nascença, a ATM, em comparação com outros tipos de articulações sinoviais, não está totalmente desenvolvida. A mandíbula começa a desenvolver-se a partir da quarta semana. A ATM desenvolve-se em simultâneo com o ouvido.

A criança tem um arco mandibular mais obtuso, em comparação com o adulto, que tem uma forma mais angular; no bebé, a fossa glenoide é mais solta e a cartilagem ainda não está presente, mas haverá um tecido conjuntivo fibroso. Entre os 5 e os 10 anos de idade, os côndilos crescem em direção posterior, lateral e ascendente; a forma da articulação será ainda gerida pelas forças mecânicas dos dentes e dos músculos da mastigação. [14,17,18,19,20]

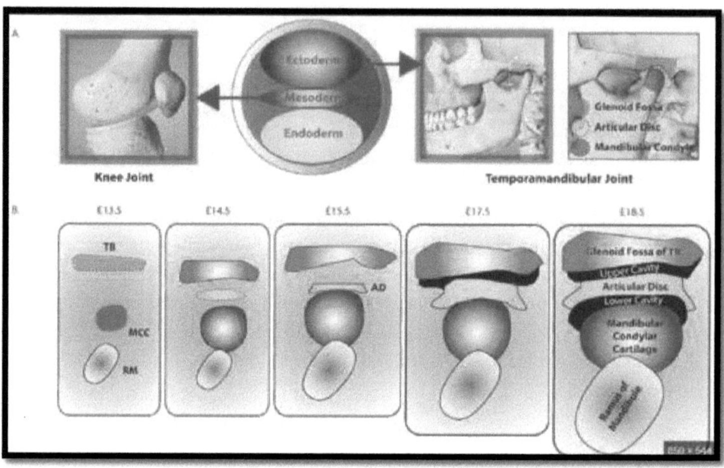

Figura 3: Representação da embriologia da ATM

Fornecimento de sangue e linfáticos

O suprimento sanguíneo arterial para a ATM é assegurado pela artéria temporal superficial e pela artéria maxilar, bem como pela artéria massetérica. Existem outros ramos arteriais, como a artéria auricular posterior e a artéria faríngea ascendente, e da artéria palatina ascendente.

A drenagem venosa ocorre através do plexo pterigoide na área retrodiscal, em comunicação com a veia maxilar interna, a veia esfenopalatina, as veias meníngeas mediais, as veias temporais profundas, as veias massetéricas e a veia alveolar inferior.

A drenagem linfática nem sempre é fácil de descrever porque, no caso da doença da ATM, os gânglios linfáticos podem aumentar em número. Geralmente, o sistema linfático que afecta a ATM provém da zona do triângulo submandibular. [14,17,18,19,20]

Nervos

A ATM possui vários receptores proprioceptivos, em particular no parênquima do disco articular: Golgi-Mazzoni e Ruffini; fibras nervosas mielinizadas e não mielinizadas.

A cápsula articular na porção anterolateral recebe inervação pelo nervo masséter, um ramo do segundo ramo do nervo trigémeo. A área lateral da cápsula, por outro lado, é inervada pelo nervo auriculotemporal do terceiro ramo do nervo craniano.

Músculos

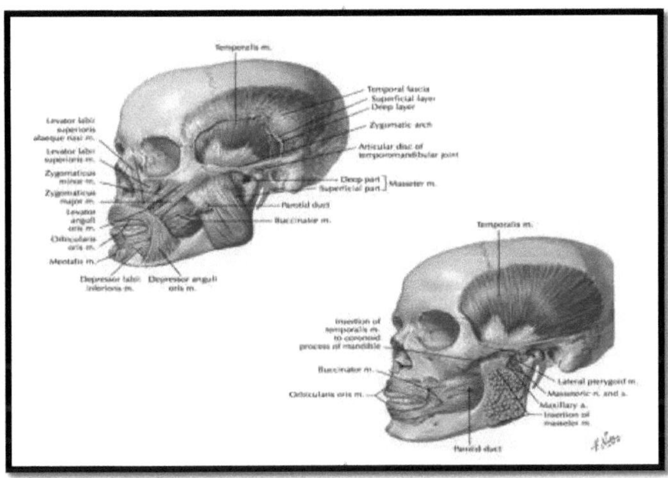

Figura 4: Músculos de fixação da ATM

Os músculos que estão em contacto direto com a ATM são quatro: masseter, temporal e dois pterigóides.

- O músculo masseter, com o seu perimísio, tem contacto direto com o disco articular no bordo anterior. Tem origem no arco zigomático com várias camadas musculares e insere-se no ramo da mandíbula (superfície lateral) e no processo coronoide (superfície lateral).
- A sua principal função é elevar a mandíbula. A inervação do músculo é feita pelo ramo massetérico do nervo trigémeo (nervo craniano). O músculo temporal origina-se na fossa temporal do crânio e na face medial do processo zigomático; insere-se no processo coronoide da mandíbula. Tal como o músculo anterior, o músculo temporal entra por vezes em contacto com o disco articular anteriormente. Eleva a mandíbula. Recebe inervação pelos ramos do trigémeo, terceiro ramo (nervos temporais profundos).
- O músculo pterigóideo lateral ou externo é constituído por uma cabeça superior e uma cabeça inferior. O feixe superior origina-se na face extracraniana da grande asa do esfenoide para se inserir anteromedialmente na cápsula articular e/ou na face anteromedial do colo do côndilo, enquanto a cabeça inferior origina-se na face lateral da lâmina lateral do processo pterigoide do esfenoide e insere-se na fóvea pterigoide. A ativação bilateral do pterigóideo externo faz sobressair a mandíbula, enquanto que, se for ativado unilateralmente, provoca um desvio lateral contralateral do osso mandibular. O músculo pterigóideo externo puxa o côndilo para frente na fase de abertura da boca; anteromedialmente, puxa o disco na fase de fechamento. Os dois feixes superior e inferior estão activos nas fases iniciais de abertura e nas primeiras fases de fecho da boca. O músculo pterigóideo interno ou medial origina-se da fossa pterigoide, do processo piramidal do palatino e da tuberosidade maxilar, para terminar na face medial do ângulo e do ramo mandibular. Tal como o pterigoide externo, o pterigoide interno é inervado pelo

ramo mandibular do nervo trigémeo. O músculo pterigóideo interno eleva e protrai a mandíbula.

Variantes fisiológicas

A pneumatização do tubérculo articular é uma variante anatómica da ATM. Consiste em cavidades ósseas/células de ar na raiz do arco zigomático e/ou no tubérculo ou eminência do osso temporal. Estas cavidades podem estar presentes apenas ipsilateralmente ou bilateralmente. Normalmente, estas cavidades são reabsorvidas durante a puberdade, mas pode acontecer que a reabsorção não ocorra. Não parece que esta variabilidade possa afetar negativamente a sintomatologia ou a função da ATM.[14,17,18,19]

Singularidade da ATM

A ATM tem uma composição e desenvolvimento diferentes das outras articulações do corpo. Por isso, não é surpreendente que existam certas doenças que afectam todas as articulações do corpo, exceto a ATM. Por outro lado, é provável que a distribuição única por idade e sexo dos distúrbios da ATM possa resultar destas diferenças entre a ATM e as articulações sistémicas. Noutras articulações sinoviais do corpo, as superfícies articulares são cobertas por cartilagem hialina. A ATM é diferente porque é composta de fibrocartilagem. Uma das caraterísticas únicas da fibrocartilagem é que contém colagénios dos tipos I e II, em comparação com a cartilagem hialina articular, que apenas contém colagénio do tipo II. A fibrocartilagem é capaz de suportar melhor as forças de força do que a cartilagem hialina, o que a torna um material superior para suportar a grande quantidade de carga oclusal que é colocada na ATM. Outras vantagens da fibrocartilagem na ATM em relação à cartilagem hialina são o facto de as fibras estarem bem compactadas e serem capazes de suportar as forças do movimento; é menos suscetível aos efeitos do envelhecimento; é menos provável que se decomponha com o tempo; e tem uma melhor capacidade de reparação. Por outro lado, a fibrocartilagem pode ser afetada de forma diferente da cartilagem hialina por factores como as hormonas sexuais, que predispõem a alterações degenerativas, como se refere mais adiante.[3]

Outra diferença entre a ATM e outras articulações é o facto de a cartilagem do côndilo da mandíbula ser uma cartilagem secundária em comparação com a cartilagem articular encontrada noutras articulações, que é uma cartilagem primária. Mais especificamente, a cartilagem secundária desenvolve-se em associação com ossos específicos formados por ossificação intra-membranosa depois de os ossos já estarem formados. Isto é diferente da cartilagem associada à ossificação endocondral, em que a cartilagem precede a formação óssea e é referida como cartilagem primária. O crescimento da cartilagem primária começa nas células da cartilagem dentro da camada central de uma placa epifisária. Nesta fase de desenvolvimento, as células sofrem mitose. Um dos elementos-chave do crescimento primário da cartilagem é o facto de o crescimento ocorrer na parte média de uma placa epifisária de um osso longo. Quando um novo crescimento ocorre dentro de um tecido existente, é designado por crescimento intersticial.[3]

O crescimento secundário da cartilagem condilar começa com células indiferenciadas que constituem o tecido mesenquimal que cobre o côndilo pré-natal ou pós-natal. Nas fases de desenvolvimento, as células mesenquimais dividem-se entre si para se tornarem células ainda mais pequenas, mas acabam por atingir o tamanho normal. Estas células mesenquimais migram então para o interior do côndilo e daí para a cartilagem, onde ocorre a diferenciação e as células se tornam células cartilagíneas imaturas.[29] O crescimento na cartilagem ocorreu através da diferenciação do tecido mesenquimal e não da mitose das células progenitoras da cartilagem. Quando o crescimento ocorre a partir do exterior, é conhecido como crescimento aposicional.[3,21,22,23,24]

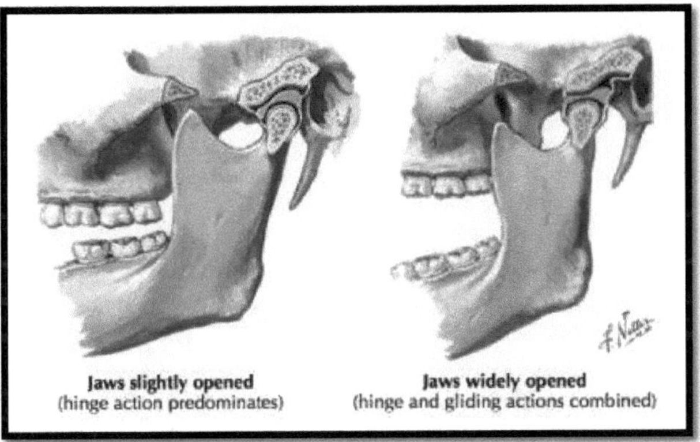

Figura 5A: Biomecânica básica da ATM

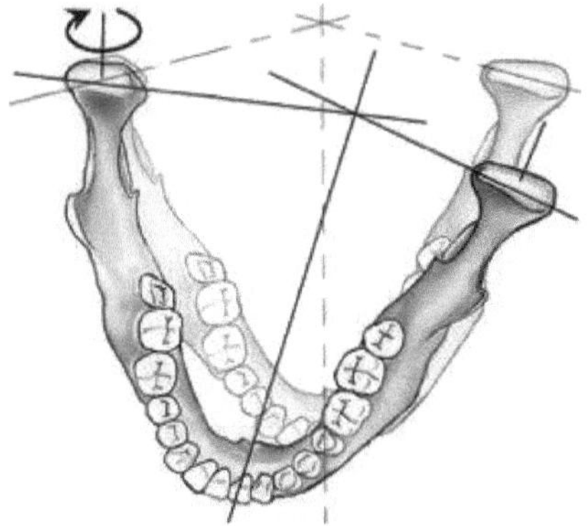

Figura 5B: Biomecânica básica da ATM

Dois defeitos de desenvolvimento, a condrodisplasia de Hunter-Thompson e a acondroplasia do recetor 3 do fator de crescimento dos fibroblastos (FGF-R3), que afectam as articulações sistémicas de suporte de carga, mas não a ATM, fornecem mais provas da singularidade da ATM. A condrodisplasia de Hunter-Thompson resulta de uma mutação de vinte e dois pares de bases do gene *cdmp1* e contribui para uma perda completa da função do fator de crescimento proteína morfogenética derivada da cartilagem-1 (CDMP1), um membro da superfamília da proteína morfogenética óssea. A CDMP1 está localizada e é expressa nas articulações de suporte de carga revestidas de sinovial durante o desenvolvimento embriológico. Esta proteína tem níveis de expressão elevados nas partes distais dos membros, o que sugere um papel importante da CDMP1 no desenvolvimento do esqueleto apendicular e na morfogénese das articulações. Os indivíduos com condrodisplasia de Hunter-Thompson têm articulações dismórficas e são geralmente de baixa estatura, mas não apresentam defeitos na ATM.

A acondroplasia FGF-R3 resulta de um defeito na sinalização celular, com uma subsequente redução de condrócitos na placa de crescimento. Os doentes com esta doença têm uma mutação pontual na arginina ou na glicina no gene que codifica o recetor 3 do FGF. Em condições normais, a ativação do FGF-R3 inibe a proliferação da cartilagem; no entanto, a mutação neste gene provoca um ganho de função deste recetor FGF, fazendo com que o recetor esteja em constante ativação. É interessante notar que, mais uma vez, embora a maioria das outras articulações do corpo seja afetada por esta mutação pontual, a cartilagem condilar da ATM não parece ser afetada.[3]

Como já foi referido, apesar de não estar totalmente caracterizada, a ATM apresenta diferenças organizacionais, anatómicas e de desenvolvimento específicas em relação a outras articulações. Por conseguinte, não se justificam, em geral, suposições gerais derivadas do conhecimento sobre a cartilagem hialina articular para explicar ou encontrar tratamentos adequados para as perturbações da ATM. É provável que as implicações destas diferenças entre a ATM e as articulações sistémicas tenham implicações na causalidade, predisposição ou progressão das doenças da ATM e requerem um estudo mais aprofundado [21,22,23,24]

Patologia da articulação temporomandibular
A patologia da ATM é complexa e inclui desordens temporomandibulares (DTM), infecções, tumores, lesões traumáticas e anomalias do desenvolvimento do crescimento.[25] A DTM é definida pela Academia Americana de Dor Orofacial (AAOP) como um termo complexo que abrange uma série de problemas clínicos que envolvem os músculos mastigatórios, a articulação e as estruturas associadas. A AAOP classifica as DTM em dois grupos: musculares e articulares. Os sinais clínicos mais comuns de DTM são representados por dor, limitação da abertura da boca e sons articulares (estalidos, crepitação).

Em 2014, o Research Diagnostic Criteria for Temporomandibular Disorders (RDC/TMD) definiu claramente as diferentes condições de desarranjo interno. De acordo com o RDC/TMD, existem dois graus diferentes de deslocação do disco em relação ao côndilo: deslocação do disco com redução e deslocação do disco sem redução.[7,26,27,28]

A classificação do disco de Piper também é útil quando se trata de perturbações internas:[25,26,27]

- Normal;
- Lesões dos ligamentos ou da cartilagem;
- 3a) Subluxação parcial do disco, com redução;
- 3b) Subluxação discal parcial, não redutora;
- 4a) Deslocação completa do disco, com redução;
- 4b) Deslocação completa do disco, sem redução;
- 5a) Ausência de disco, adaptação osso a osso;

- 5b) Sem disco, osso a osso - adaptado.

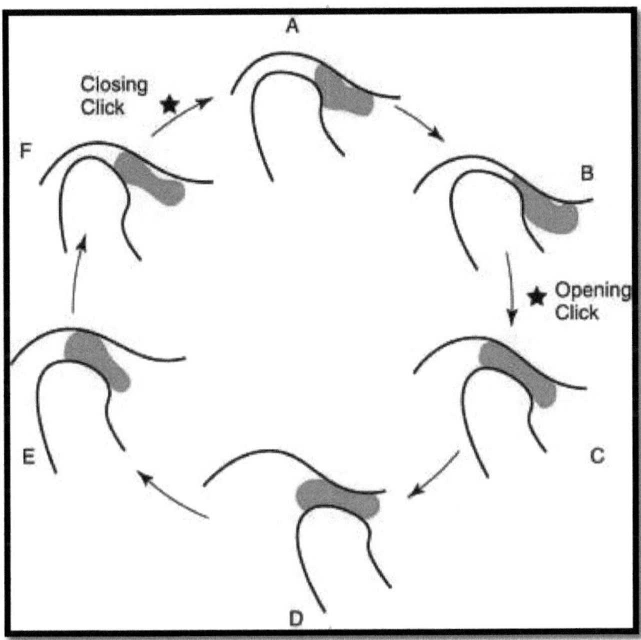

Figura 6: Deslocamento anterior do disco intra-articular com redução. Mandíbula fechada; côndilo assentado na fossa com disco deslocado anteriormente (*A*). Início da translação do côndilo (*B*). Abertura da boca (*C*). O disco retorna à sua posição normal em relação ao côndilo, produzindo um estalido ou um estalido. Côndilo totalmente transladado; disco em posição normal (*D*). Durante o encerramento, o disco volta a deslocar-se anteriormente, por vezes acompanhado de um segundo som (clique recíproco) (*E, F*).

ETIOLOGIA

As DTM são diversas e frequentemente multifactoriais, não existindo uma etiologia universal das DTM. Os factores que aumentam o risco de DTM são chamados predisponentes. Os factores que provocam o aparecimento de DTM são designados por iniciadores. Os factores que interferem com a cicatrização ou que aumentam a progressão da DTM são designados por factores de perpetuação. Os factores individuais, em diferentes circunstâncias, podem desempenhar um ou todos estes papéis. A gestão bem sucedida a longo prazo depende geralmente da identificação dos possíveis factores contribuintes e é frequentemente proporcional à exaustividade e precisão da avaliação inicial. Assim, uma abordagem diagnóstica abrangente exige que os clínicos compreendam todos os potenciais factores contribuintes relevantes para a DTM e para a dor orofacial crónica. Muitos factores podem afetar o equilíbrio dinâmico ou o equilíbrio entre os componentes do sistema mastigatório. Existem inúmeros factores que conduzem o equilíbrio quer para a saúde e função fisiológica normal ou adaptativa, quer para a disfunção e patologia. A remodelação óssea, a metaplasia dos tecidos moles da ATM e a hipoactividade ou hiperatividade muscular são todas respostas fisiológicas adaptativas a insultos ou alterações. A hiperatividade (hiperfunção) dos músculos mastigatórios, por exemplo, devido à parafunção, pode afetar o equilíbrio dinâmico ao sobrecarregar biomecanicamente o sistema, contribuindo para reacções adaptativas a longo prazo. A perda de integridade estrutural, a alteração da função ou a sobrecarga biomecânica do sistema podem comprometer a adaptabilidade e aumentar a probabilidade de disfunção ou patologia. O trauma extrínseco direto em qualquer componente do sistema mastigatório pode iniciar espontaneamente a perda de integridade estrutural e a alteração concomitante da função, reduzindo assim a capacidade adaptativa do sistema. Além disso, existem outros factores anatómicos, fisiopatológicos sistémicos e psicossociais que podem reduzir suficientemente a capacidade de adaptação do sistema mastigatório e causar DTM.

CLASSIFICAÇÃO

Existe uma multiplicidade de classificações baseadas na etiologia, nos sinais e sintomas clínicos ou na anatomia; todas elas têm os seus pontos fracos. Os sistemas de classificação que definem os diferentes tipos de DTM e utilizam a história e o exame são os que mais ajudam o médico dentista geral, bem como o investigador. O sistema de classificação padrão-ouro para a investigação é atualmente o TMD research diagnostic criteria (RDC/TMD). Trata-se de uma classificação de eixo duplo da dor de DTM numa ferramenta de investigação que tem como objetivo fornecer uma base mais racional e científica para o diagnóstico de DTM.[3]

Eixo 1: um conjunto de RDC operacionalizados para utilização na avaliação e investigação de dores musculares mastigatórias, DD e doenças degenerativas da ATM.

Eixo 2: um conjunto de RDC operacionais para avaliar a dor crónica, a disfunção, a depressão, os sintomas físicos não específicos e a incapacidade orofacial.

O RDC categoriza os critérios de DTM em três grupos, de acordo com os factores comuns entre as condições.

GRUPO I: Perturbações musculares
I.   A. Dor miofascial
Critérios: Dor relatada nos músculos da mastigação Dor à palpação em pelo menos três locais, um deles pelo menos no mesmo lado da dor relatada.

I.   B. Dor miofascial com abertura limitada
Critérios: Dor miofascial Abertura sem dor e sem assistência

GRUPO II: Deslocações do disco (DDs)
II.   A. DD com redução
Critérios: Ausência de dor na articulação
Clique reprodutível em excursão com clique de abertura ou de fecho com clique de abertura e de fecho (exceto se o clique de excursão for confirmado):
- O clique na abertura ocorre a uma distância interincisal de 5 mm do que no fecho
- Eliminação de cliques devido à abertura saliente

II.   B. DD sem redução com abertura limitada
Critérios: História de bloqueio ou captura que interferiu com a alimentação
Ausência de estalidos na ATM Abertura não assistida (mesmo dolorosa) 4mm 35mm e estiramento passivo Excursão contralateral 35mm e estiramento passivo >4mm.

Excursão contralateral DD 7mm 5. Exame imagiológico facultativo (artrografia ou ressonância magnética) para confirmar.

GRUPO III: Outras afecções comuns das articulações
III.   A. Artralgia Dor e sensibilidade/sem crepitação
Critérios: Dor à palpação da ATM, quer lateralmente quer intra-auricular Dor articular auto-relatada com ou sem movimento da mandíbula.
Ausência de crepitação e possibilidade de estalido

III.	B. Osteoartrite Estado inflamatório Dor Crepitação e/ou alterações na radiografia Critérios: Dor como na artralgia Crepitação em qualquer movimento ou evidência radiográfica de alterações articulares.

III.	C. Osteoartrose Doença degenerativa Sem dor Crepitação e/ou alterações na radiografia Critérios: Crepitação em qualquer movimento ou evidência radiográfica de alterações articulares Sem dor articular relatada nem dor em qualquer movimento.

A classificação cirúrgica dos distúrbios da articulação temporomandibular (ATM) baseia-se na gravidade das alterações articulares e inclui as seguintes categorias:

Categoria 1: ATM normal, em que a cirurgia da ATM não está indicada, exceto se existirem perturbações funcionais.

Categoria 2: Alterações menores da ATM, em que a artrocentese da ATM ou a lavagem artroscópica da ATM podem ser úteis.

Categoria 3: Alterações moderadas da ATM, em que a artroscopia operatória da ATM, a condilotomia modificada ou a eminectomia da ATM com plicatura do disco podem ser adequadas.

Categoria 4: Alterações graves da ATM, em que a discectomia da ATM é mais adequada.

Categoria 5: Alterações catastróficas da ATM, em que a ressecção cirúrgica da ATM com substituição total da articulação está normalmente indicada.

A cirurgia da ATM só é considerada quando indicada, e o tipo de cirurgia necessária depende da doença e da gravidade das alterações articulares. Menos de 10% dos pacientes com ATM são adequados para intervenção cirúrgica, e a maioria das estratégias de tratamento começa com tratamento não cirúrgico.

MODALIDADES DE IMAGIOLOGIA

Imagiologia da articulação temporomandibular

Embora o exame clínico seja o passo mais importante no diagnóstico da patologia da ATM, são necessárias técnicas de imagiologia especiais devido à complexidade da anatomia e da patologia. É muito comum obter uma imagem da articulação quando existe bloqueio, dor e sons articulares. O médico deve decidir corretamente quais os doentes que necessitam de técnicas de imagiologia especiais, em função do exame clínico e dos critérios de seleção individuais.

Um aspeto importante a ser considerado na obtenção de imagens da ATM é a interpretação da função articular, que pode ser realizada pela comparação do côndilo na posição fechada e aberta da boca. [25] Existem várias técnicas de imagem disponíveis para a visualização da ATM, conforme discutido mais adiante.

Radiografia convencional na imagiologia da ATM [29,30,31,32,33]

A radiografia convencional (também conhecida como radiografia "simples") é a forma mais antiga de imagiologia médica. A ATM apresenta um desafio particular devido à sua localização; é impossível obter uma imagem radiográfica simples sem sobreposição significativa de outras partes do crânio, em particular a base densa do crânio. Em termos simples, a anatomia óssea normal da ATM consiste essencialmente numa cabeça condilar elipsoide posicionada dentro de uma fossa articular côncava, com um espaço a separar estes dois componentes. A anatomia óssea da articulação também significa que nenhuma projeção radiográfica única fornece informações topográficas completas. O contorno destas estruturas de forma irregular nas imagens radiográficas simples é regido pelo perfil específico ao qual o feixe de raios X foi tangencial. Pequenas diferenças de posicionamento e angulação alteram esta relação e a imagem resultante. Estas limitações ajudam a explicar a multiplicidade de projecções que têm sido descritas para a obtenção de imagens dos componentes da articulação.

1. Transcraniana (Fig. 7 A a D) [29,30,31,32,33]

Esta técnica é mais útil na deteção de alterações artríticas na superfície articular. Ajuda a avaliar a relação óssea da articulação. Não são observadas alterações nas superfícies central e medial.

Posição do filme - A cassete é colocada de forma plana contra o ouvido do doente e centrada sobre a articulação da MT de interesse, contra a pele facial paralela ao plano sagital.

Posição do doente - A cabeça do doente é ajustada de modo a que o plano sagital fique vertical.

A linha ala tragus é paralela ao chão. Esta vista é efectuada com a boca do doente em três posições:

1. Abrir a boca. 2. Posição de repouso. 3. Boca fechada.

Raio Central - O ponto de entrada é diferente consoante a técnica utilizada:

A. Técnica pós-auricular ou de Lindblom O ponto de entrada do raio central situa-se ½" atrás e 2" acima do meato auditivo. [De acordo com Lindblom, o raio central deve ser direcionado posteriormente, de modo a passar ao longo do eixo longo do côndilo. (O pólo medial do côndilo é mais posterior do que o pólo lateral).

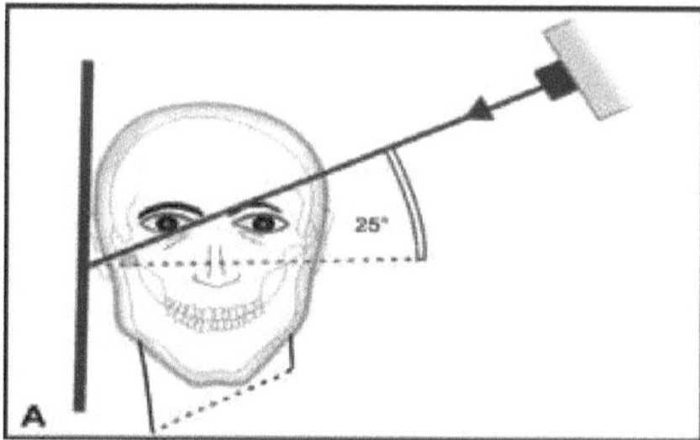

Figura 7A: Projeção transcraniana, o raio central é orientado num ângulo positivo de 25° em relação ao lado oposto e 20° anteriormente, centrado sobre a ATM de interesse, com a boca fechada.

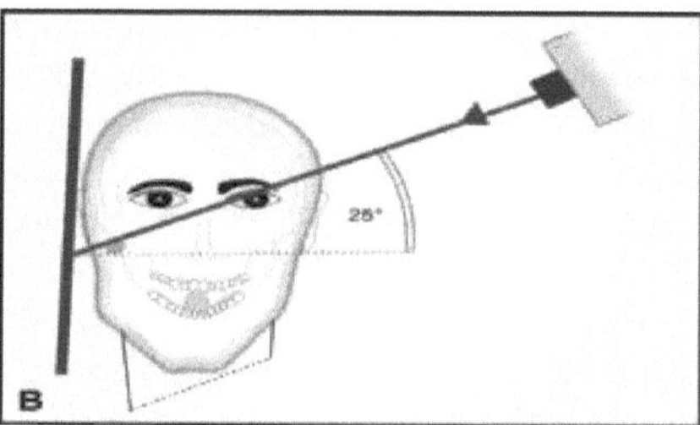

Figura 7B: Projeção transcraniana, o raio central é orientado num ângulo positivo de 25° em relação ao lado oposto e 20° anteriormente, centrado sobre a ATM de interesse, com a boca aberta.

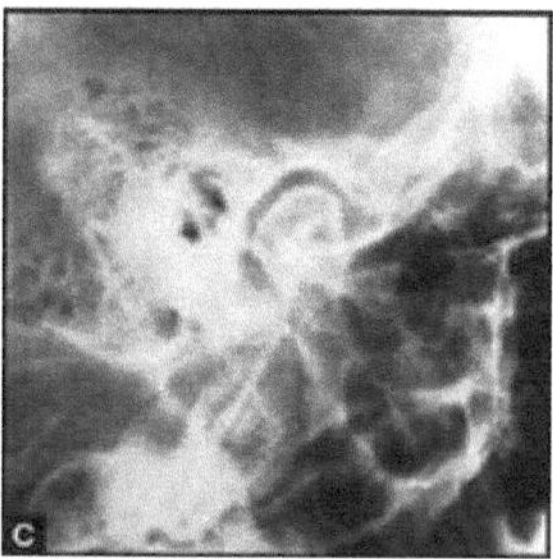

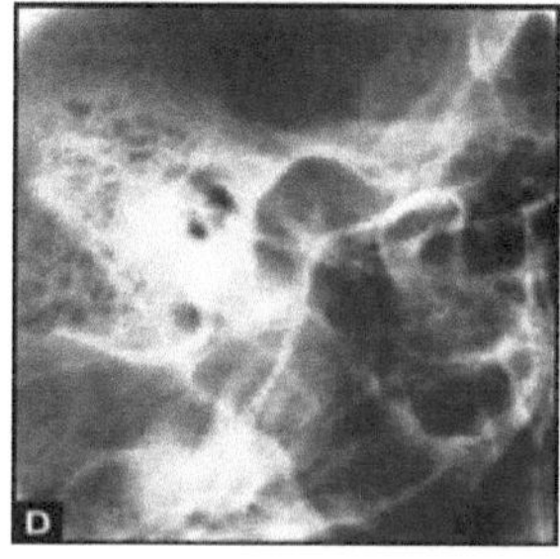

Visão transcraniana da boca em posição fechada boca em posição aberta

Vista transcraniana da

B. Abordagem de Grewcock o raio central entra por um ponto 2" acima do meato auditivo externo.

C. Abordagem de Gill: o raio central entra por um ponto ½" anterior e 2" acima do meato auditivo externo. Em todas as três técnicas, o raio central é dirigido caudalmente num ângulo de +20° a +25°. O ponto de saída é através da articulação da MT de interesse. *Parâmetros de exposição Máquina de raios X intra-oral kVp - 70 mA - 07 Segundos - 1,5.

2. Transfaríngea (Fig. 8 A a C) Infracraniana ou técnica de McQueen Dell[29,30,31,32,33]

Esta vista é uma projeção lateral que mostra a superfície medial da cabeça do côndilo e do pescoço, normalmente tomada na posição de boca aberta, de modo a que a articulação seja projectada na sombra dos espaços que contêm ar da nasofaringe, o que ajuda a aumentar o contraste das várias partes da articulação.

Colocação do filme - A cassete é colocada de forma plana contra o ouvido do doente e centrada num ponto ½" anterior ao meato auditivo externo, sobre a articulação da MT de interesse, contra a pele facial paralela ao plano sagital.

Posição do paciente - O paciente é posicionado de modo que o plano sagital fique vertical e paralelo ao filme, com a articulação da MT de interesse adjacente ao filme. O filme é centrado num ponto ½" anterior ao meato auditivo externo. O plano oclusal deve ser paralelo ao eixo transversal do filme, de modo a que as partes moles da nasofaringe estejam alinhadas com a articulação da MT. O doente é instruído a inspirar lentamente pelo nariz durante a exposição, de modo a assegurar o enchimento da nasofaringe com ar durante a exposição. O doente deve abrir a boca de modo a que os côndilos se afastem da base do crânio e a incisura mandibular do lado oposto seja alargada. O raio central é dirigido do lado oposto cranialmente, num ângulo de -5° a -10° para trás. É direcionado através da incisura mandibular, que é uma janela entre o coronoide, o côndilo e o arco zigomático, do lado oposto, abaixo da base do crânio, para a articulação da MT de interesse.

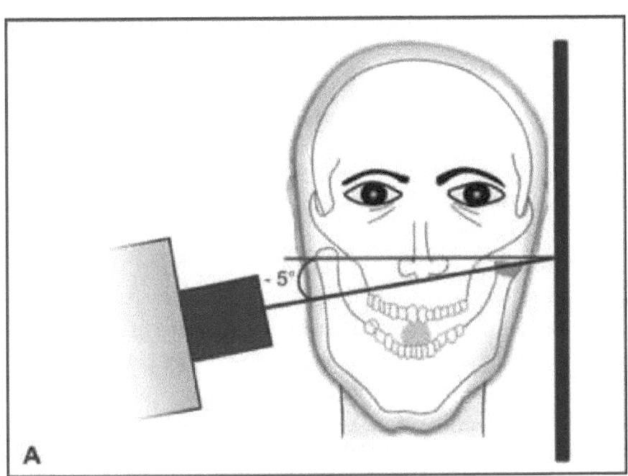

Figura 8A: Projeção transfaríngea. O raio central é orientado superiormente 5° a 10° e posteriormente aproximadamente 10°, centrado sobre a ATM de interesse. A mandíbula está posicionada na abertura máxima.

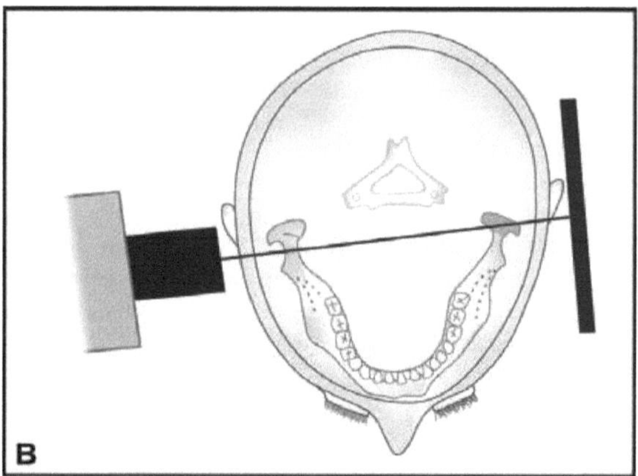

Figura 8B: Projeção transfaríngea, mostrando o posicionamento a partir de cima, com o feixe de raios X apontado ligeiramente para trás através da faringe.

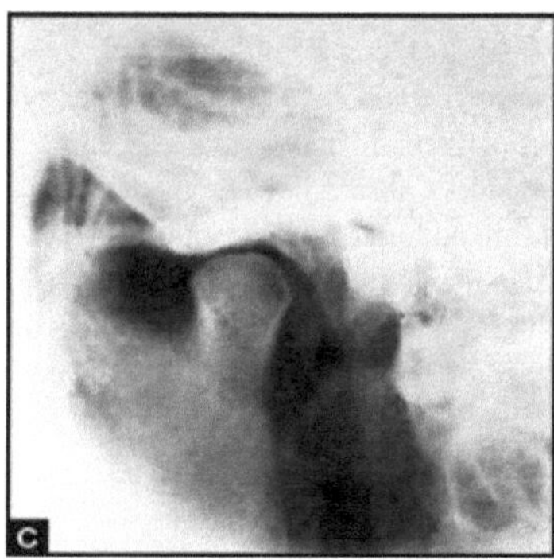

Figura 8C: Vista transfaríngea

*Parâmetros de exposição Utilizando um aparelho de raios X intra-oral kVp - 65-70 mA - 7-10 segundos - 0,8 Utilizando um aparelho de raios X extra-oral kVp - 40 mA - 40 segundos - 1

Modificação de Parma - O cone de extremidade aberta revestido a chumbo é removido e a cabeça do tubo é aproximada da superfície da pele, produzindo uma ampliação das estruturas laterais do tubo e reduzindo assim a sobreposição.

3. Transorbital (Fig. 9 A a C) (Projeção de Zimmer) - Esta é a projeção frontal convencional da articulação da MT, que é mais bem sucedida na delineação da articulação com o mínimo de sobreposições, levando à produção de uma projeção

de "face" relativamente verdadeira. Estruturas mostradas A vista anterior da articulação temporomandibular e o deslocamento medial do côndilo fracturado e a fratura do colo do côndilo são claramente vistos nesta vista.

Posição da película - A película é posicionada atrás da cabeça do doente num ângulo de 45° em relação ao plano sagital.

Posição do doente - O doente é posicionado de modo a que o plano sagital seja vertical. A linha cantomeatal deve estar a 10° em relação à horizontal, com a cabeça inclinada para baixo. A boca deve estar bem aberta para o raio central. A cabeça do tubo é colocada em frente do rosto do doente. O raio central é dirigido para a articulação de interesse, num ângulo de +20°, para atingir a cassete em ângulos rectos.

O ponto de entrada pode ser tomado em:
   A. Pupila do mesmo olho, pedindo ao doente que olhe em frente.
   B. Canto medial do mesmo olho.
   C. Canto medial do olho oposto. *Parâmetros de exposição Utilizando um aparelho de raios X intra-oral kVp - 65-70 mA - 7-10 segundos - 0,8. Utilizando um aparelho de raios X extra-oral kVp - 40 mA - 40 segundos - 1

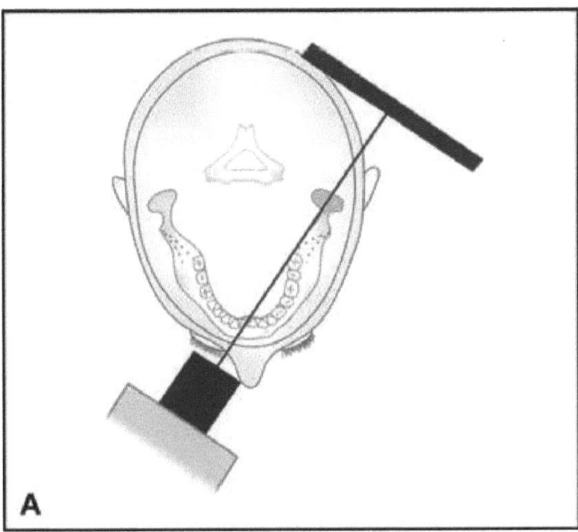

Figura 9A: Projeção transorbital, o raio central é orientado para baixo cerca de 20° e lateralmente cerca de 30° através da órbita contralateral, centrado sobre a ATM de interesse

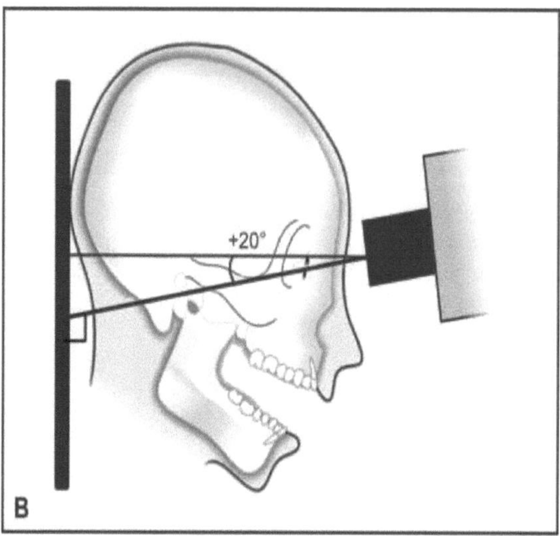

Figura 9B: Projeção transorbital, posicionamento a partir de cima, mostrando a cassete atrás do côndilo e o feixe de raios X direcionado para a órbita

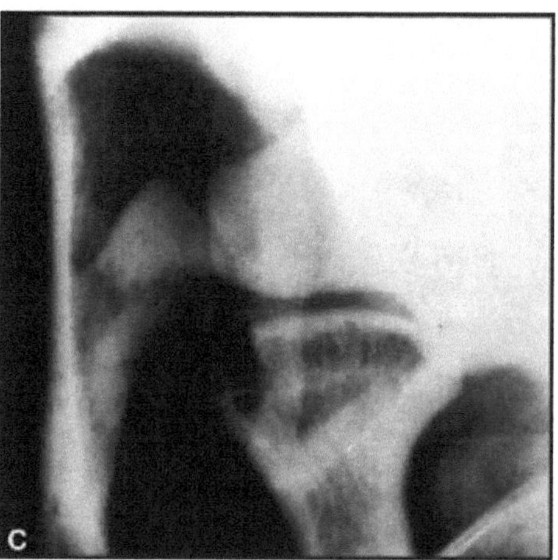

Figura 9C: Vista transorbital

4. Reverse Towne's [29,30,31,32,33]

Esta vista destina-se principalmente à visualização do colo e da cabeça do côndilo. Fracturas altas dos colos condilares, fracturas intra-capsulares da ATM, qualidade das superfícies articulares, hipoplasia ou hipertrofia condilar.

Posição do filme - A cassete é colocada perpendicularmente ao chão num dispositivo de suporte de cassetes. O eixo longo da cassete é colocado na vertical.

Posição do paciente - A posição do paciente é a mesma que a da mandíbula em PA, ou seja: O plano sagital deve ser vertical e perpendicular ao filme. A película é ajustada de modo a que os lábios fiquem centrados na película. Apenas a testa do paciente deve tocar o filme. A única diferença é que aqui se pede ao doente para manter a boca bem aberta e a linha de base radiográfica está num ângulo de 30° negativos em relação à película. O raio central é dirigido através do plano médio-sagital ao nível da mandíbula e é perpendicular à película.

*Parâmetros de exposição utilizando uma máquina oral extra kVp - 70-80 mA - 60-50 segundos - 1,6 (grelha de Bucky)

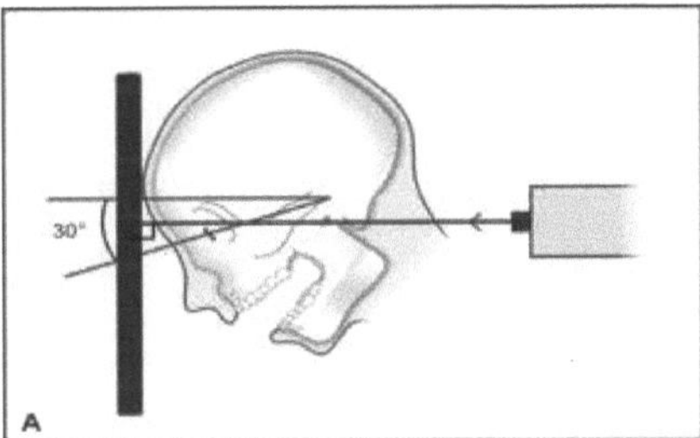

Figura 10A: Diagrama para o posicionamento da projeção de Towne invertida, a linha de base radiográfica está a 30° em relação à película e a radiografia é dirigida perpendicularmente à película

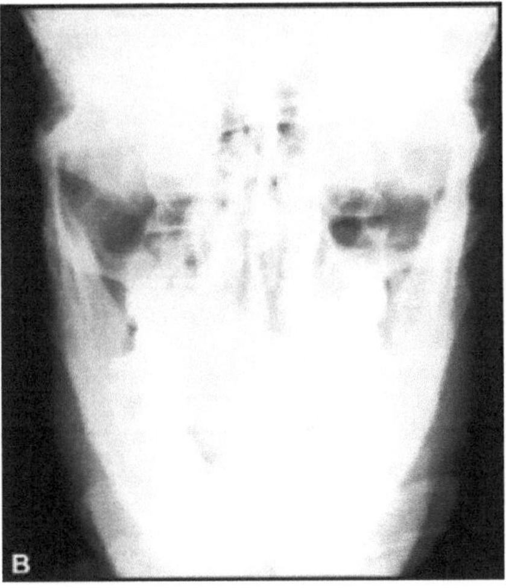

Figura 10B: Vista de Reverse Towne

Abaixo mostra-se as projecções radiográficas convencionais que têm sido utilizadas para a imagiologia da ATM

Projection	Example	Technique	TMJ structure(s) imaged
Transcranial oblique lateral ("modified Stenver's view")	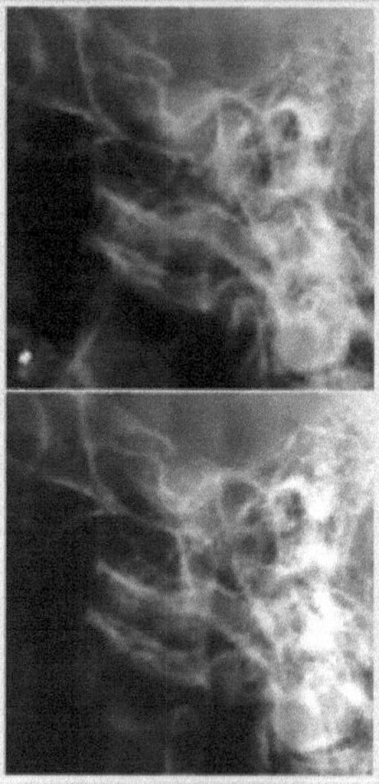	*Position of patient and image receptor* Sagittal plane of head parallel to the image receptor Joint of interest next to the image receptor Views with patient's mouth closed and then opened *Direction and location of the X-ray beam* Central ray angled 25° caudally and centred at a point 5 cm superior to the joint furthest from the image receptor	Condylar head Articular fossa Joint space (closed view)
Transpharyngeal ("Parma view", "McQueen view", "Toller's view")	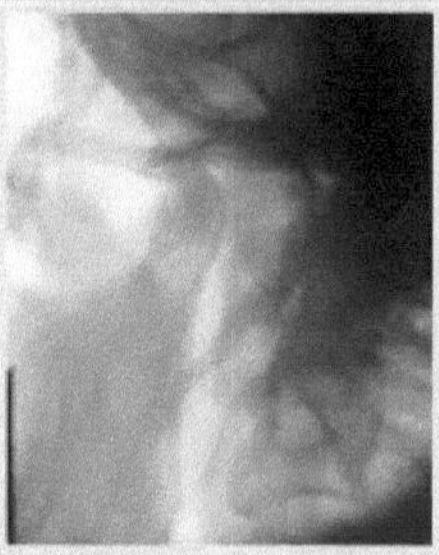	*Position of patient and image receptor* Sagittal plane of head parallel to the image receptor Joint of interest next to the image receptor Patient opens mouth as much as possible *Direction and location of the X-ray beam* Central ray angled 5–10° cranially and 5–10° posteriorly, with the central ray directed through the sigmoid notch of the mandible closest to the X-ray source towards the TMJ closest to the image receptor	Condylar neck and head

Projection	Example	Technique	TMJ structure(s) imaged
Transorbital ("Zimmer's view")		*Position of patient and image receptor* Image receptor at the back of the head and with the patient facing the X-ray source, with the axial plane horizontal and with the sagittal plane turned c. 30° towards the side of interest Patient opens mouth as much as possible *Direction and location of the X-ray beam* The central beam directed through the ipsilateral orbit towards the TMJ	Condylar neck and head
Submento-vertical		*Position of patient and image receptor* Patient faces the X-ray source and then extends neck maximally so that the orbito-meatal plane is near as possible to be parallel to the image receptor *Direction and location of the X-ray beam* Central beam directed perpendicular to the orbito-meatal plane and parallel to the sagittal plane in the midline, at the level of the TMJs	Condylar head
PA facial bones ("reverse Towne's view")		*Position of patient and image receptor* Sagittal plane of head perpendicular to the image receptor Patient facing the image receptor Patient opens mouth as much as possible *Direction and location of the X-ray beam* Cranial 10–30° angulation of the beam Centre of the beam positioned to pass through the condylar necks	Condylar neck and head

A maioria é apenas de interesse histórico. Os nomes das vistas e os detalhes das técnicas radiográficas são inconsistentes na literatura, e os utilizados são consistentes com a preferência e a prática dos autores. Note-se que a obtenção de imagens das estruturas listadas está limitada ao perfil bidimensional dessas estruturas, conforme determinado pela anatomia do doente, pela posição do doente e pela angulação do feixe de raios X. A vista transfaríngea era tradicionalmente efectuada com um conjunto de raios X dentários, utilizando uma distância curta entre o foco e a pele

É importante lembrar que a radiografia convencional só fornece imagens dos componentes ósseos da ATM. Esta é a limitação clinicamente mais relevante do seu uso, tendo em conta que as patologias mais prevalentes da ATM (mialgia/dor miofascial, desarranjo interno do disco) afectam apenas ou principalmente os tecidos moles. Para a avaliação dos desarranjos internos, a disponibilidade de artrografia e especialmente de imagens de RM reduziu drasticamente as indicações para a radiografia convencional. Assim, a maioria dos exames radiográficos simples tem apenas um interesse histórico e pode ser razoavelmente descrita como obsoleta. Numa revisão de 2010, Petersson salientou as suas limitações e aplaudiu a ausência de radiografias simples dos critérios de diagnóstico de investigação para as perturbações temporomandibulares (RDC/TMD). Investigadores recentes não mencionam a radiografia simples, para além da radiografia panorâmica, como parte da estratégia de imagiologia para a ATM.

Das radiografias simples listadas na Tabela, apenas a incidência reversa de Towne pode ser realizada atualmente, em casos de suspeita de fratura envolvendo o côndilo mandibular ou o colo do côndilo, embora a prática atual favoreça cada vez mais a utilização de imagens transversais nestes casos. Os cefalogramas (projecções laterais e/ou póstero-anteriores) são utilizados para a avaliação imagiológica de algumas condições relacionadas com a ATM que resultam em anomalias do crescimento facial, como a hipoplasia e a hiperplasia condilares, mas não fornecem informação detalhada sobre as próprias ATMs devido às sobreposições. Portanto, salvo estas excepções, para a esmagadora maioria dos pacientes com sinais ou sintomas clínicos relacionados com a ATM, o único exame radiográfico convencional seria a radiografia panorâmica. [29,30,31,32,33]

Projection	Example	Technique	TMJ structure(s) imaged
Lateral cephalogram		*Position of patient and image receptor* Head in cephalostat with sagittal plane of head parallel with the image receptor and in a natural head position with teeth in occlusion *Direction and location of the X-ray beam* Perpendicular to the sagittal plane and image receptor and centred over the external auditory meatus	Not applicable
PA cephalogram		*Position of patient and image receptor* Head in cephalostat with sagittal plane and the Frankfort plane that are perpendicular to the image receptor and in a natural head position with teeth in occlusion *Direction and location of the X-ray beam* Perpendicular to the image receptor and centred over the bridge of the nose	Not applicable

O desenvolvimento da imagiologia transversal, inicialmente por tomografia e mais tarde por TC, reduziu gradualmente o valor percebido de muitos dos métodos radiográficos simples de imagiologia da ATM. A radiografia panorâmica, frequentemente disponível em instalações de cuidados dentários primários, continua a ser amplamente utilizada

Radiografia panorâmica[29,30,31,32,33,34,35]

A radiografia panorâmica (também designada por pantomografia) é uma técnica de produção de uma única imagem tomográfica das estruturas faciais que inclui as arcadas dentárias maxilar e mandibular e as suas estruturas de suporte. Trata-se de uma variante curvilínea da tomografia convencional e baseia-se igualmente no princípio do movimento recíproco de uma fonte de raios X e de um recetor de imagem em torno de um ponto ou plano central, denominado layeri da imagem, no qual se encontra o objeto de interesse. Os objectos à frente ou atrás desta camada de imagem não são captados claramente devido ao seu movimento em relação ao centro de rotação do recetor e da fonte de raios X.

Tomógrafo panorâmico dentário
Principais indicações

As principais indicações clínicas são geralmente as mesmas que as vistas transfaríngeas e incluem:

Síndrome de disfunção dolorosa da ATM

Para investigar a doença na articulação

Para investigar condições patológicas que afectam as cabeças condilares, fracturas das cabeças ou pescoços condilares, hipo/hiperplasia condilar.

Posicionamento do paciente e alinhamento da cabeça

Para obter radiografias panorâmicas úteis para o diagnóstico, o técnico deve preparar corretamente os doentes e posicionar cuidadosamente as suas cabeças na camada de imagem. Remover aparelhos dentários, brincos, colares, ganchos de cabelo e quaisquer outros objectos metálicos na região da cabeça e do pescoço. Também pode ser aconselhável demonstrar a máquina ao doente, colocando-a a funcionar em ciclo e explicando-lhe a necessidade de permanecer imóvel durante o procedimento. Isto é particularmente verdadeiro para as crianças, que podem estar ansiosas.

Instruir as crianças para olharem para a frente e não seguirem a cabeça do tubo com os olhos. A radiografia da posição ântero-posterior do doente é normalmente obtida fazendo com que os doentes coloquem os bordos incisais dos seus incisivos maxilares e mandibulares num dispositivo de posicionamento entalhado (o bloco de mordida). Certificar-se de que os doentes não deslocam a mandíbula para nenhum dos lados quando efectuam este movimento protrusivo. O plano médio-sagital deve estar centrado dentro da camada de imagem da unidade de raios X específica.

A falha no posicionamento do plano sagital médio na linha média rotacional da máquina resulta em uma radiografia mostrando os lados direito e esquerdo que são ampliados de forma desigual na dimensão horizontal. O mau posicionamento da linha média é um erro comum, causando distorção horizontal nas regiões posteriores e, por vezes, imagens não diagnósticas e clinicamente inaceitáveis.

Um método simples para avaliar o grau de distorção horizontal da imagem é comparar a largura aparente dos primeiros molares inferiores bilateralmente. O lado mais pequeno está demasiado próximo do recetor e o lado maior está demasiado próximo da fonte de raios X. O queixo e o plano oclusal do paciente devem ser corretamente posicionados para evitar distorções. O plano oclusal é alinhado de modo a ficar mais baixo anteriormente, com um ângulo de 20 a 30 graus abaixo do plano horizontal.

Um guia geral para o posicionamento do queixo é colocar o doente de modo a que uma linha desde o trago da orelha até ao canto externo do olho seja paralela ao chão. Se o queixo estiver inclinado demasiado para cima, o plano oclusal na radiografia aparece plano ou invertido e a imagem da mandíbula é distorcida

Além disso, uma sombra radiopaca do palato duro é sobreposta às raízes dos dentes maxilares. Se o queixo for inclinado demasiado para baixo, os dentes ficam muito sobrepostos, a região sinfisária da mandíbula pode ser cortada da película e ambos os côndilos mandibulares podem ser projectados para fora da margem superior da película. Os doentes são posicionados com as costas e a coluna vertebral tão erectas quanto possível e o pescoço estendido. O facto de os doentes colocarem os pés num apoio para os pés e de utilizarem uma almofada para apoio das costas pode facilitar o posicionamento correto das costas em unidades sentadas. Estes dispositivos ajudam a endireitar a coluna vertebral, minimizando o artefacto produzido por uma sombra da coluna vertebral. A melhor forma de conseguir uma extensão adequada do pescoço é utilizar uma força ascendente suave nas eminências mastóides ao posicionar a cabeça de forma semelhante à aplicação de tração cervical. Permitir que os doentes inclinem a cabeça e o pescoço para a frente provoca um grande artefacto opaco na linha média criado pela sobreposição de uma massa aumentada da coluna cervical. Essa sombra obscurece toda a região sinfisária da mandíbula e pode exigir que a radiografia seja refeita. Finalmente, depois de os doentes estarem posicionados na máquina, instruí-los para engolir e manter a língua no céu da boca. Isto eleva o dorso da língua até ao palato duro, eliminando o espaço de ar e proporcionando uma visualização óptima dos ápices dos dentes maxilares. [29,30,31,32,33,34,35]

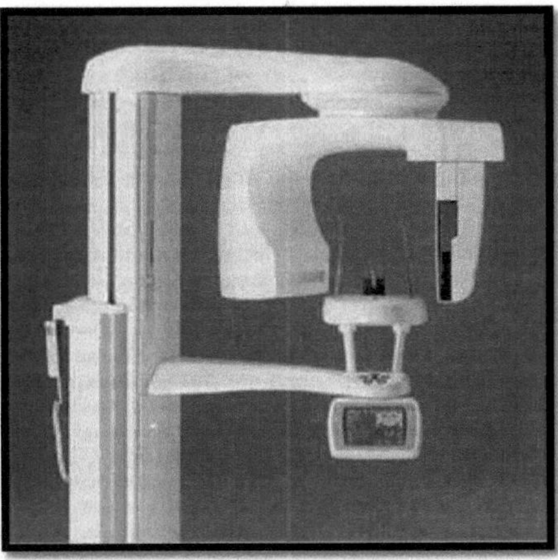

Figura 11: Máquina panorâmica ProMax (PLANMECA).
(Cortesia da Planmeca Inc., Roselle, IL.)

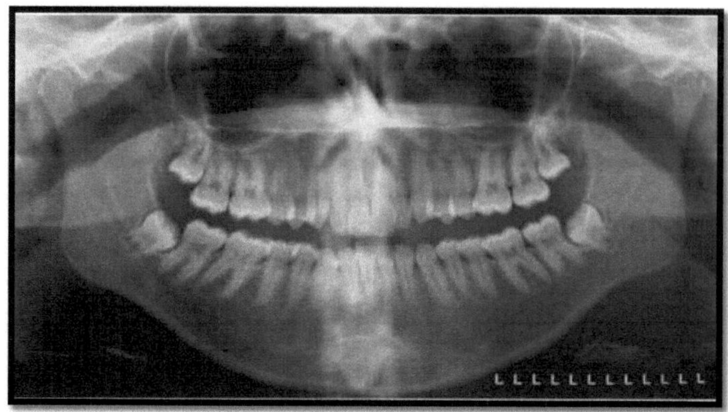

Figura 12: Imagem panorâmica corretamente adquirida e apresentada de um doente adulto. Note que o lado esquerdo do paciente está indicado na imagem e que a imagem está orientada como se estivesse de frente para o paciente. Esta é a mesma orientação utilizada com uma série de boca inteira, facilitando a orientação e a interpretação da imagem.

As DPTs convencionais permitem geralmente a obtenção de imagens de ambas as cabeças condilares, embora, para o garantir, a técnica possa ser modificada elevando a cabeça do tubo de raios X e o conjunto do suporte da cassete para um nível ligeiramente superior em relação ao doente (a chamada panorâmica alta). Além disso, estão atualmente disponíveis programas específicos de limitação de campo que permitem obter imagens dos côndilos tanto na posição aberta como fechada.

Informações de diagnóstico
As informações fornecidas incluem:
- A forma das cabeças dos côndilos e o estado das superfícies articulares na perspetiva lateral
- Uma comparação direta das duas cabeças condilares

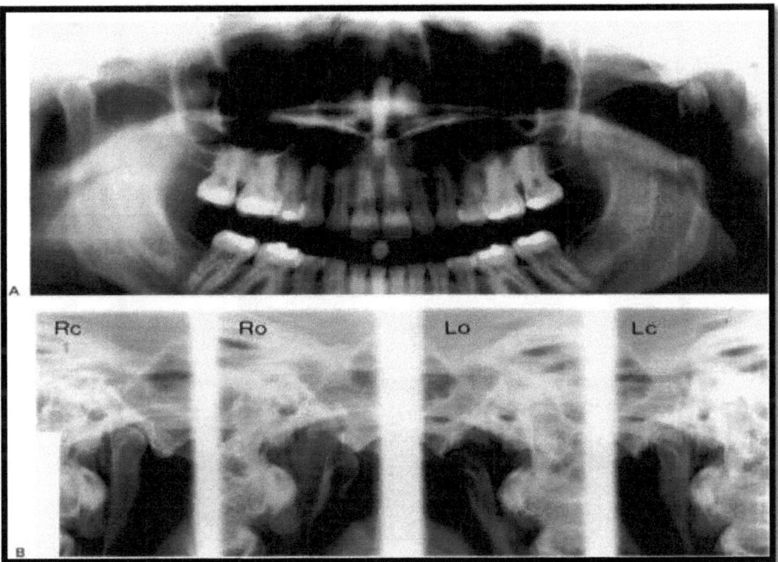

Figura 13: A Tomografia panorâmica dentária *alta* mostrando cabeças condilares normais. B Imagens panorâmicas de limitação de campo da ATM de cabeças condilares direita e esquerda normais nas posições fechada (c) e aberta (o).

Tomografia
Principais indicações
As principais indicações clínicas incluem:

- Avaliação completa de toda a articulação para determinar a presença e a localização de qualquer doença ou anomalia óssea
- Para investigar o côndilo e a fossa articular quando o doente não consegue abrir a boca
- Avaliação das fracturas da fossa articular e das fracturas intracapsulares.

Os métodos disponíveis para a tomografia convencional (radiografia seccional) da ATM incluem:

- Tomografia linear
- Tomografia hipocicloidal multidirecional
- Tomografia em espiral multidirecional controlada por computador. [29,30,31,32,33,34,35]

Tomografia linear
Isto proporciona uma investigação algo rudimentar porque a desfocagem linear de estruturas indesejadas resulta numa má qualidade e resolução da imagem, e porque a angulação das articulações para o plano coronal necessita de uma rotação mínima, mas algo arbitrária, da cabeça do doente para o lado de interesse, a partir da verdadeira posição sagital, para uma verdadeira imagem transversal.

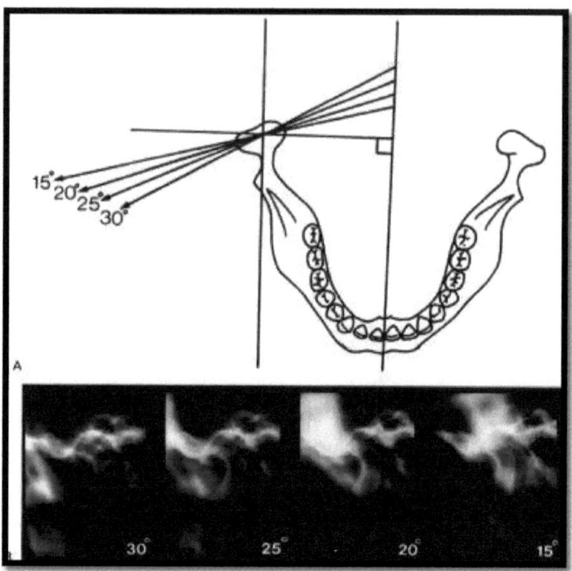

Figura 14: A Diagrama mostrando as diferentes angulações do programa de orientação Scanora® TMJ, permitindo determinar a angulação correta para a tomografia transversal detalhada. B Exemplos de tomografias de 16 mm de espessura efectuadas nos quatro ângulos diferentes do programa de orientação. A angulação de 25° foi considerada a mais satisfatória e utilizada para produzir as tomografias pormenorizadas

Tomografia hipocicloidal multidirecional Informações de diagnóstico[29,30,31,32,33]

Os movimentos tomográficos hipocicloidais complexos resultam numa melhor qualidade e resolução da imagem, mas o posicionamento do doente para a obtenção de imagens transversais verdadeiras continua a ser algo subjetivo.

Tomografia em espiral multidirecional

O desenvolvimento da unidade tomográfica espiral multifuncional Scanora® melhorou consideravelmente as imagens tomográficas convencionais dos elementos ósseos da ATM, tanto no plano sagital como no plano coronal. Isto porque o posicionamento do paciente é objetivo e o movimento tomográfico é em espiral. O procedimento pode ser resumido da seguinte forma:

- É selecionado um programa inicial de orientação sagital controlado por computador, que permite avaliar a angulação correta para a obtenção de uma imagem transversal ideal, tirando vistas tomográficas relativamente espessas (16 mm) da ATM em quatro ângulos diferentes.
- É escolhida a angulação ideal, introduzida na unidade e são produzidos cortes transversais tomográficos em espiral da articulação, detalhados e controlados por computador (2 ou 4 mm),

- Da mesma forma, a orientação coronal e os programas tomográficos detalhados podem ser selecionados para produzir cortes tomográficos coronais estreitos (6 mm).

As informações fornecidas incluem: [29,30,31,32,33,34,35]

- O tamanho do espaço articular
- A posição da cabeça do côndilo dentro da fossa
- A forma da cabeça do côndilo e o estado da superfície articular, incluindo os aspectos medial e lateral
- A forma e o estado da fossa articular e da eminência
- Informações sobre todos os aspectos das articulações
- A posição e orientação dos fragmentos de fratura.

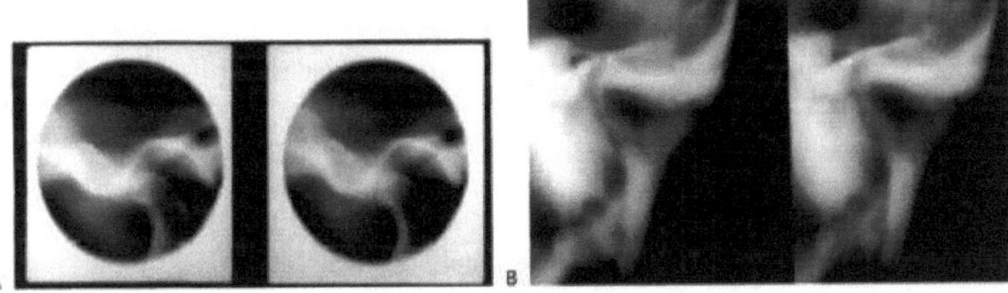

Figura 15: A Dois cortes tomográficos em espiral detalhados, quase sagitais, de 4 mm de espessura da ATM esquerda, utilizando o programa de orientação de 25°. Note-se o pequeno feixe colimado redondo que é utilizado para restringir a radiação à área exacta de interesse. B Duas tomografias coronais de 6 mm de espessura da mesma cabeça condilar esquerda.

Outros inquéritos

As modalidades modernas de imagiologia estão agora a ser utilizadas com mais frequência nas ATMs. Infelizmente, a sua utilização é geralmente determinada pela disponibilidade de instalações e pelo custo. No entanto, em casos cuidadosamente selecionados, estes exames fornecem frequentemente a informação crucial para o diagnóstico que as radiografias convencionais não conseguem fornecer. Os principais exames incluem:

- Artrografia
- Tomografia computorizada (TC)
- Imagem por ressonância magnética (MRI)
- Artroscopia.

A artrografia é uma técnica invasiva para o diagnóstico de alterações dos tecidos moles da articulação temporomandibular (ATM). O método mais comumment utilizado para o diagnóstico de alterações dos tecidos moles da ATM é a ressonância magnética (RM). No entanto, a RM não pode revelar condições como aderências e perfurações no disco e na fixação posterior, uma vez que o exame consiste em imagens fixas. Os exames funcionais possíveis na artrografia são superiores aos "filmes" da RM pelo mesmo motivo. Além disso, a artrografia é o método de eleição para o diagnóstico de tecidos moles quando a RM é contra-indicada devido a objectos ferromagnéticos soltos no corpo, objectos metálicos como dispositivos ortodônticos na região da cabeça e do pescoço que causam perturbações nas imagens ou se o doente sofre de claustrofobia. A artrografia também é útil para injecções terapêuticas guiadas, por exemplo, a administração de corticosteróides.

Indicações

Na prática geral, os resultados antes de considerar a artrografia com ou sem administração de corticosteróides são

- Sinais clínicos de artralgia/artrite da ATM, incluindo dor ao movimentar a mandíbula e restrição da abertura da mandíbula.
- Ausência de alívio da dor ou alívio ligeiro da dor após tratamento conservador justificado com medicamentos anti-inflamatórios não esteróides, tala oclusal ou exercícios do maxilar.
- Sinais clínicos de possíveis desarranjos internos e/ou aderências. A artrografia é útil para a avaliação dos tecidos moles da ATM para determinar a posição, a configuração e a função dinâmica do disco; e ainda, para a verificação de suspeitas de aderências e/ou perfurações no disco ou na fixação posterior e de corpos soltos na ATM. Durante uma artrografia justificada por outras razões, pode ser efectuada uma avaliação dinâmica da posição do disco articular durante a utilização de uma tala oclusal ou de um dispositivo ortótico intra-oral. Finalmente, as injecções terapêuticas intra-articulares guiadas com, por exemplo, corticosteróides, podem ser incluídas no procedimento de artrografia.

Contra-indicações

Reação prévia ao meio de contraste iodado (pode ser ultrapassada com pré-medicação com corticosteróides); medicação anticoagulante ou distúrbios hemorrágicos; ansiedade do doente; e infeção na área pré-auricular.

Materiais/instrumentos[36,37,38,39,4o,41,42]

Preparar antes da intervenção, de acordo com LevringJäghagen e Ahlqvist (2019):
- Clorexidina-álcool etílico
- Bacia para solução de desinfeção
- Esponja de gaze
- Seringas
- Hialuronato de sódio
- Tubo com agulha
- Manga esterilizada para o braço
- Luvas esterilizadas
- Toalha de operação adesiva esterilizada
- Fita cirúrgica
- Penso de película transparente esterilizada
- Campo adesivo estéril e lençol de campo
- Tampa de plástico esterilizada para o intensificador de imagem
- Meio de contraste
- Acetato de metilprednisolona (Depo-Medrol) Cateteres venosos

- Algodão não refinado
- Analgésicos

Procedimento[36,37,38,39,4o,41,42]

A fluoroscopia fornece imagens contínuas de raios X visualizadas num monitor. A dose de radiação depende dos parâmetros de exposição, principalmente o tempo de exposição e o campo de visão. Permite um controlo pormenorizado durante a instrumentação e a injeção de vários agentes, incluindo meios de contraste.

Meios de contraste para artrografia

O meio de contraste administrado deve ter uma concentração elevada de iodo (300 mg de iodo/mL), uma vez que apenas pequenas quantidades de solução podem ser injetadas na ATM (1,5-2 ml). O risco de reacções idiossincráticas ao meio de contraste é baixo, uma vez que este é injetado apenas nos compartimentos articulares.

Preparação do paciente antes e depois do exame

A artrografia deve ser efectuada em condições altamente anti-sépticas. Para informações pormenorizadas sobre a preparação do doente e as medidas a tomar antes e depois do exame para evitar infecções e outras complicações, consultar LevringJäghagen e Ahlqvist (2019).

Posicionamento do docntc

O exame é efectuado com o doente em posição supina, deitado de lado com a ATM de interesse virada para cima. A cabeça do doente é ligeiramente inclinada em direção à mesa e rodada para cima. Um posicionamento vertical do braço em C com a fonte de raios X por baixo da mesa de exame resulta numa projeção transcraniana oblíqua lateral da ATM superior. Esta projeção evita a sobreposição da parte densa e petrosa do osso temporal contralateral à ATM oposta. Ao inclinar a fonte de raios X caudalmente, as partes central e medial da ATM são representadas. A avaliação dinâmica é efectuada em ambas as projecções. As diferenças na posição do disco entre as partes lateral e medial da ATM implicam um componente rotacional de uma deslocação do disco.

Artrografia de contraste único

Na artrografia convencional de contraste único, é utilizado apenas um meio de contraste, ou seja, o meio de contraste iodado de alta atenuação. A técnica de duplo contraste requer uma combinação de meios de contraste de alta e baixa atenuação, é complicada de executar, requer um tempo de exposição mais longo e experiência do operador; por conseguinte, esta técnica é raramente utilizada. A técnica de contraste simples é efectuada da seguinte forma:

Anestesia

A anestesia é administrada antes da administração do meio de contraste na ATM. (Fig. 19) Sob fluoroscopia, a ponta da agulha é posicionada na pele numa posição adequada para garantir uma inserção precisa. É inserida em linha com o feixe central em direção ao aspeto posterior do pólo lateral do côndilo. A anestesia é injetada enquanto se retrai lentamente a agulha para a superfície da pele. A anestesia é também depositada na região anterior ao côndilo, visando o aspeto posterior do tubérculo articular para acesso ao compartimento articular superior.

Injeção de meios de contraste

Antes da administração do meio de contraste, é essencial eliminar as bolhas de ar da seringa e do tubo com a agulha para evitar confusões aquando do diagnóstico. O posicionamento da agulha para injeção nos compartimentos da ATM é semelhante ao da anestesia. Um ligeiro aumento da resistência seguido de uma diminuição durante o avanço da agulha implica a penetração através da cápsula articular no compartimento articular. A posição intra-articular correta da agulha é confirmada por fluoroscopia quando o meio de contraste injetado é rapidamente distribuído no compartimento articular. Se a agulha estiver numa posição incorrecta, por exemplo, nos tecidos moles que rodeiam a ATM, a injeção provoca um aspeto difuso na imagem fluoroscópica, sendo necessário ajustar a posição da agulha. Para minimizar os danos no côndilo e no tubérculo, o bisel da agulha deve estar virado para as superfícies articulares durante a canulação.

Diagnóstico por artrografia[36,37,38,39,4o,41,42]
Deslocação do disco com e sem redução

O disco é visualizado entre os compartimentos articulares depois de serem preenchidos com meio de contraste. A forma e a posição do disco são avaliadas primeiro numa posição de boca fechada. A deformidade do disco pode variar de ligeira a extensa. A projeção sagital permite avaliar a deslocação anterior do disco em relação ao côndilo. Durante a abertura da boca, o disco reduz-se ou é empurrado para a frente numa posição permanentemente deslocada, mostrando uma deslocação do disco sem redução.

Aderências - Um disco imóvel em relação ao côndilo, à fossa temporomandibular ou ao tubérculo indica aderência. Perfuração/rutura do disco ou da fixação posterior

A fuga de meios de contraste para o compartimento superior durante a administração de meios de contraste no compartimento articular inferior indica uma perfuração no disco ou na sua fixação posterior.

Avaliação da função da tala oclusal - A função de uma tala oclusal concebida para manter o disco numa posição correta em doentes com deslocamento do disco com redução pode ser verificada durante o exame com artrografia. A tala é posicionada na boca após a abertura máxima da boca para assegurar que a redução do disco foi obtida. A posição e a função do disco durante o movimento da mandíbula com a tala oclusal em posição devem então ser normais.
Artrotomografia

A artrografia imediatamente seguida de imagens de CBCT, ou seja, a artrotomografia da ATM, permite a visualização detalhada da posição do disco em três planos. A artrotomografia também optimiza a deteção e visualização de aderências, pequenos corpos soltos na articulação e perda de cartilagem no côndilo e/ou no osso temporal.

Injecções terapêuticas com corticosteróides guiadas por artrografia (Fig. 20)

Os corticosteróides são utilizados para o tratamento da dor da ATM. São úteis em doentes com sintomas relacionados com a artrite da ATM ou com sinais de inflamação da ATM verificados por RM. A artrografia facilita a injeção intra-articular guiada de corticosteróides quando combinada com meios de contraste. A proporção de meios de contraste em relação ao corticosteroide pode variar. A dose máxima recomendada de corticosteróides injetados na ATM não deve ser excedida. Para o acetato de metilprednisolona, a dose máxima para a ATM é de 40 mg. A injeção de anestésicos na ATM antes da artrografia pode ser utilizada como ferramenta de diagnóstico quando é necessário diferenciar a dor da ATM de, por exemplo, dores musculares ou do ouvido. Se for obtido um alívio da dor após a injeção, é muito provável que a origem da dor seja a ATM.

Armadilhas e complicações
- A artrografia é um método invasivo e requer a utilização de radiação ionizante. É difícil fazer um diagnóstico fiável relativamente à deslocação lateral do disco sem um exame de CBCT.
- A injeção de fluido na articulação pode prejudicar a função da articulação durante o exame. As múltiplas tentativas de localizar os compartimentos podem causar perfuração iatrogénica do disco ou da inserção posterior. As complicações locais das injecções intra-articulares incluem hemorragia e dor.
- No caso de injecções de corticosteróides, pode ocorrer um aumento transitório da dor (crise de esteróides), uma ligeira dor de cabeça e rubor facial. Os doentes com diabetes podem registar um breve aumento do nível de glicose no sangue.
- Ao administrar anestesia local, existe o risco de anestesiar outros nervos não intencionais, particularmente o nervo facial, resultando em paralisia transitória do nervo facial com incapacidade de fechar a pálpebra no lado afetado. Este risco é proporcional à quantidade de anestesia injectada. A inflamação das articulações pode causar falha do anestésico local.

Vantagens
1. Fluoroscopicamente, podem ser apreciadas anomalias como a descontinuidade, qualquer laceração ou adesão. Também se pode observar a ação articular não estática do disco articular e a acumulação de líquido.
2. A recolha de amostras de líquido sinovial e a lavagem da articulação são possíveis ao mesmo tempo que a artrografia.
3. A forma e a posição do disco são apreciáveis, o que pode ser melhorado com a tomografia.
4. Os ratos das articulações podem ser diagnosticados.
5. Um desarranjo interno e uma inflamação podem ser distinguidos por um artrograma.

Limitações
1. Os discos com deformações graves estão excluídos deste procedimento.
2. As deslocações do disco articular medial ou lateral constituem um desafio durante a interpretação.

Complicações
1. É possível uma exposição significativa à radiação durante o procedimento.
2. Os problemas mais comuns do procedimento incluem o extravasamento do meio de contraste para a cápsula e para os tecidos moles à volta da articulação, causando dor, que pode ser mínima quando é utilizado um meio de contraste não iónico.

3. Raramente, ocorre a invasão do meio de contraste. Para evitar um incidente hipotensivo agudo, sugere-se a administração de cerca de 0,03 ml de epinefrina por cada 3 ml de agente de contraste.
4. As agulhas e cânulas de grandes dimensões podem ser uma causa de parotidite na artrografia.
5. A ponta da cânula pode perder-se na região da articulação.
6. Devido ao aumento da ansiedade, pode ocorrer um ataque vagal, que pode ser gerido através da administração de 0,6 mg de Atropina por via intravenosa.
7. A paralisia facial transitória é outra complicação quando há uma infiltração vigorosa de lidocaína.

8. Os AINEs, como a aspirina/acetaminofeno, ou outras técnicas superficiais, como a compressa fria, são altamente benéficos no tratamento da dor.

Por conseguinte, a artrografia é uma técnica alternativa para o diagnóstico de alterações dos tecidos moles da articulação temporomandibular (ATM) quando a ressonância magnética (RM) não é uma opção. Tal pode dever-se a contra-indicações para a realização de uma RM num doente específico ou quando a RM não é aplicável a diagnósticos específicos de alterações dos tecidos moles da ATM. É um método invasivo e pode ser utilizado não só para o diagnóstico, mas também para injecções terapêuticas, por exemplo, a administração de corticosteróides A artrografia é um procedimento bem conhecido, sendo rotulado como o "padrão de ouro" na deteção de anomalias internas da ATM, funcionando como um auxiliar do diagnóstico clínico. A capacidade de identificar os distúrbios internos da ATM com níveis de precisão mais elevados torna-a a modalidade de diagnóstico por imagem preferida pelos médicos. Apesar de ser um procedimento invasivo, os seus benefícios superam os aspectos não benéficos, bem como as suas complicações. [36,37,38,39,4o,41,42]

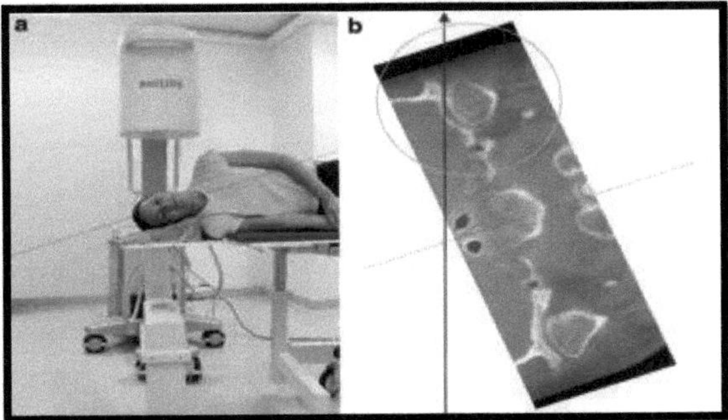

Figura 16: A Alinhamento do braço em C para uma projeção transcraniana oblíqua ilustrada como numa configuração clínica. B O corte coronal de um exame de TCFC da ATM ilustra a forma como as partes laterais da articulação e os componentes serão visualizados com esta projeção

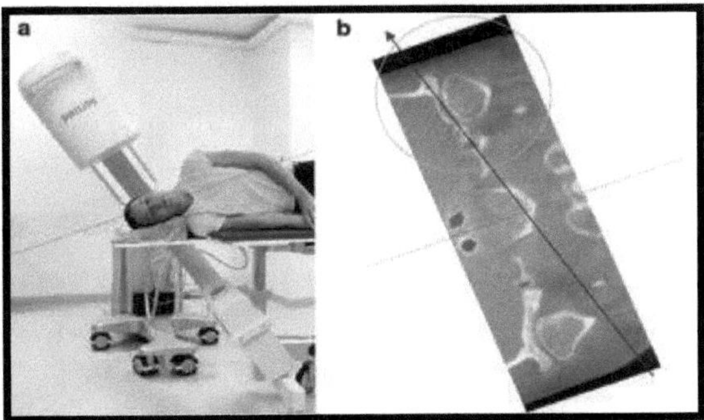

Figura 17: A Alinhamento do braço em C para representação da parte medial da ATM esquerda mostrada na configuração clínica. B A projeção ilustrada num corte coronal de um exame CBCT

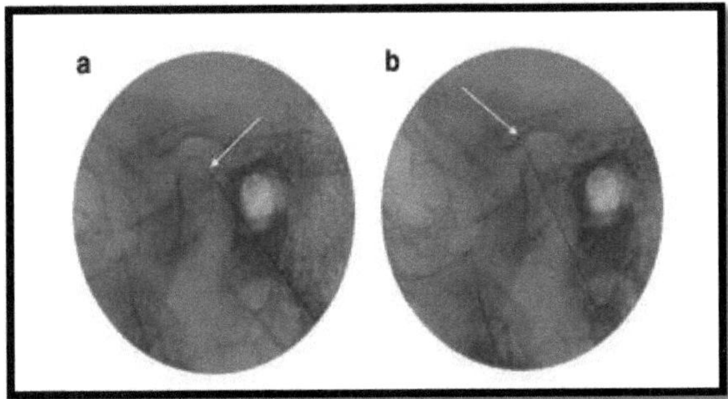

Figura 18: Posicionamento da agulha durante a injeção de anestesia antes da artrografia da ATM (lado esquerdo). **a** Ponta da agulha posicionada em estreita relação com a parte posterior superior do pólo lateral do côndilo para administração de anestesia. **b** Agulha

posicionada em estreita relação com a superfície posterior do tubérculo articular para administração de anestesia antes da injeção de contraste no compartimento articular superior.

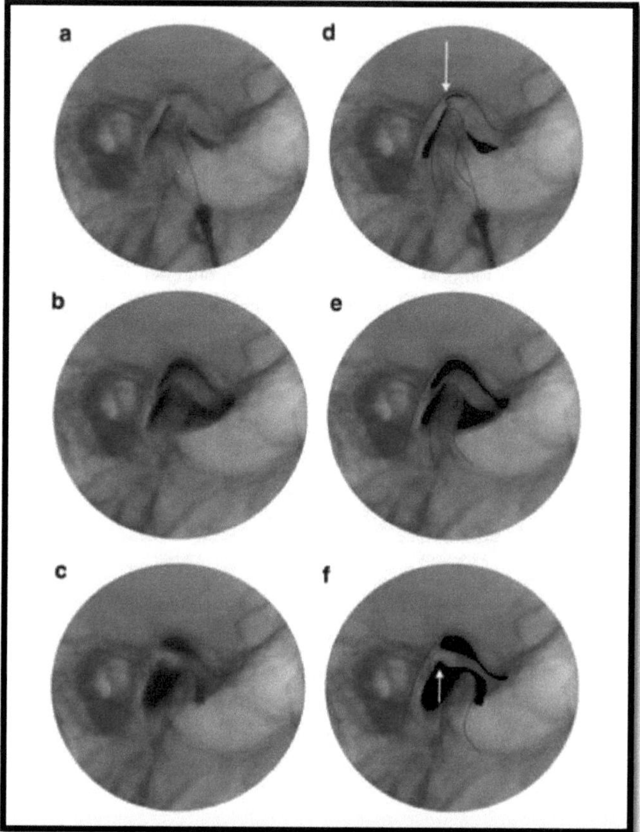

Figura 19: Artrografia da ATM (lado direito) mostrando deslocamento anterior do disco com redução e perfuração da fixação posterior. a-c Projeção transcraniana oblíqua revelando a parte lateral da articulação. d-f Imagens correspondentes onde os meios de contraste são realçados e os componentes articulares são delineados. **a, d** Fuga do meio de contraste para o compartimento superior através de uma perfuração na fixação posterior do disco em posição de boca fechada (seta). **b, e** Deslocação anterior do disco, ambos os compartimentos carregados com contraste em posição de boca fechada. **c, f** O disco está reduzido e é visualizado um defeito na fixação posterior em posição de boca aberta (seta).

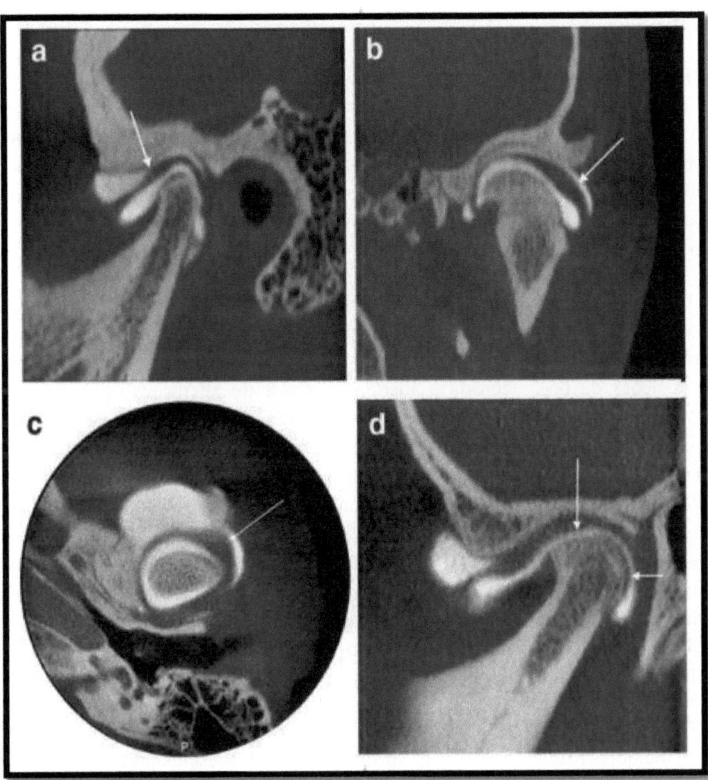

Figura 20: Artrotomografia da ATM (lado esquerdo). **A** O disco está deslocado anteriormente com a banda posterior (seta) colocada anteriormente ao côndilo, **B** o disco está deslocado lateralmente (seta) no plano coronal e em **C** o plano axial mostra o deslocamento anterolateral do disco (seta), **D** o plano sagital mostra a parte medial da articulação, mostrando o meio de contraste em contacto direto com o osso superior no côndilo, indicando perda de cartilagem (seta longa), ao contrário da parte posterior da cabeça, que mostra a cartilagem como um espaço entre o osso e o meio de contraste (seta curta)

Tomografia computorizada (TC)[3,29,30,31,32]

Em 1972, Godfrey Hounsfield, um engenheiro, anunciou a invenção de uma técnica de imagiologia revolucionária que utilizava a matemática de reconstrução de imagem desenvolvida por Alan Cormack nas décadas de 1950 e 1960 para produzir imagens em corte transversal da cabeça. Atualmente, esta forma de imagiologia é designada por tomografia computorizada, abreviadamente designada por TC. Hounsfield e Cormack partilharam o Prémio Nobel da Fisiologia ou Medicina em 1979 pelo seu trabalho pioneiro.[43]

Utilizada pela primeira vez para a avaliação da ATM em 1980, a TC é considerada o melhor método para avaliar as condições patológicas ósseas da ATM. Permite uma reconstrução multiplanar (sagital, axial, coronal) das estruturas da ATM, obtendo imagens 3D em posições de boca fechada e aberta. Os sinais de alterações degenerativas da articulação, como erosões superficiais, osteófitos, remodelação, esclerose subcortical, achatamento da superfície articular, podem ser avaliados através da TC. Alguns estudos referem que as alterações radiográficas da articulação nem sempre estão relacionadas com a dor. Por conseguinte, alguns doentes com anomalias ósseas podem sentir dor, outros podem não sentir dor. As alterações na forma e na localização da zona de carga também podem ser observadas na TC. A TC é a principal investigação radiológica para tumores, anomalias do desenvolvimento do crescimento e fracturas. Basicamente, qualquer exame de TC da ATM deve centrar-se nos seguintes aspectos: integridade do córtex, tamanho e forma normais dos côndilos e sua posição centrada na fossa, espaços articulares adequados, relação cêntrica da zona de carga.

Os estudos de autópsia efectuados para a avaliação de anomalias condilares revelaram melhores resultados para a TC do que para a RM. Wesetesson et al. encontraram uma sensibilidade de 75% e uma especificidade de 100% para o diagnóstico de alterações ósseas condilares.

Relativamente à visualização dos tecidos moles da ATM (disco, membrana sinovial, ligamentos, músculo pterigoide lateral), a TC não é utilizada como método de diagnóstico primário.

O disco só podia ser visualizado em exames de TC com a injeção de meios de contraste na articulação (artrografia). A artrografia é uma investigação dinâmica, mas nunca foi muito utilizada, devido à sua invasividade, dor e reacções alérgicas.

A patologia do disco da ATM e do músculo pterigoide lateral é melhor avaliada com a RM. Na TC, a posição e a forma do côndilo mandibular na fossa glenoide são bem visíveis, embora alguns autores sugiram que esta referência não é um sinal exato de patologia discal. A principal desvantagem da TC, em comparação com outros métodos radiológicos, é o seu elevado custo e a exposição à radiação.

A TC tem várias vantagens sobre a radiografia e a tomografia convencionais.
1. A TC elimina a sobreposição de imagens de estruturas fora da área de interesse.
2. devido à resolução de alto contraste inerente à TC, é possível distinguir diferenças entre tecidos que diferem na densidade física em menos de 1%; a radiografia

convencional requer uma diferença de 10% na densidade física para distinguir os tecidos.

3. Os dados de um único procedimento de imagiologia por TC, que consiste em múltiplos exames contíguos ou num exame helicoidal, podem ser visualizados como imagens nos planos axial, coronal ou sagital, ou em qualquer plano arbitrário, dependendo da tarefa de diagnóstico. Isto é referido como imagiologia reformatada multiplanar. A capacidade de visualizar a anatomia normal ou os processos patológicos simultaneamente em três planos ortogonais facilita muito a interpretação radiográfica

As imagens multiplanares são bidimensionais e requerem um certo grau de integração mental por parte do observador para a sua interpretação. Esta limitação levou ao desenvolvimento de programas informáticos que reformatam os dados adquiridos a partir de exames axiais de TC em imagens tridimensionais. A utilização de imagens tridimensionais foi impulsionada pela utilização da TCMD como forma de rever grandes quantidades de informação recolhida em cada exame[43-49]

Introduzida na avaliação da ATM na década de 1990, a TC de feixe cónico está atualmente amplamente disponível e proporciona uma reconstrução multiplanar de alta resolução da ATM. A tomografia computorizada de feixe cónico (TCFC) é uma tecnologia recente, inicialmente desenvolvida para angiografia em 1982 e subsequentemente aplicada à imagiologia maxilofacial. Utiliza uma fonte de radiação ionizante divergente ou em forma de "cone" e um detetor de área bidimensional fixado numa gantry rotativa para adquirir múltiplas imagens de projeção sequenciais num exame completo em torno da área de interesse. Só a partir do final da década de 1990 é que se tornou possível produzir sistemas clínicos que são simultaneamente baratos e suficientemente pequenos para serem utilizados no consultório dentário. Quatro factores tecnológicos convergiram para tornar isto possível:

1) Desenvolvimento de matrizes compactas de detectores flat-panel de alta qualidade,
2) Redução do custo dos computadores capazes de reconstruir imagens,
3) Desenvolvimento de tubos de raios X baratos capazes de exposição contínua e..,
4) Digitalização de volume limitado (por exemplo, cabeça e pescoço), eliminando a necessidade de velocidades de rotação da gantry inferiores a um segundo.

Foram dados vários nomes a esta tecnologia, incluindo tomografia volumétrica dentária, tomografia volumétrica de feixe cónico, tomografia computorizada dentária e imagiologia de feixe cónico. O termo mais frequentemente aplicado e preferido é tomografia computorizada de feixe cónico porque é um análogo digital da tomografia de feixe cónico de uma forma mais exacta do que a tomografia computorizada (TC) tradicional, o raio-X é cónico ou piramidal e a tecnologia não se limita à medicina dentária. A principal caraterística da TCFC é que são adquiridas múltiplas projecções planares por varrimento rotacional para produzir um conjunto de dados volumétricos a partir dos quais podem ser geradas imagens inter-relacionais.

Princípios da Tomografia Computorizada de Feixe Cónico [3,29,30,31,32]

Todos os aparelhos de TAC consistem numa fonte de raios X e num detetor montados numa gantry rotativa. Durante a rotação da gantry, o recetor detecta os raios X atenuados pelo doente. Estes registos constituem "dados em bruto" que são reconstruídos por um algoritmo informático para gerar imagens transversais cujos valores dos elementos de imagem componentes (píxeis) correspondem a coeficientes de atenuação lineares. A TC pode ser dividida em duas categorias com base na geometria do feixe de raios X de aquisição, nomeadamente, feixe em leque e feixe cónico. Os scanners de feixe cónico utilizam uma matriz digital bidimensional que fornece um detetor de área em vez de um detetor linear, como acontece com a TC. Isto é combinado com um feixe de raios X tridimensional (3D) com colimação circular, de modo a que o feixe resultante tenha a forma de um cone, daí o nome "feixe cónico".

Uma vez que a exposição incorpora toda a região de interesse (ROI), é necessário apenas um varrimento rotacional da gantry para adquirir dados suficientes para a reconstrução da imagem. A geometria de feixe cónico tem uma rapidez inerente na aquisição de dados volumétricos e, por conseguinte, o potencial para uma poupança de custos significativa em comparação com a TC. A CBCT produz um conjunto de dados volumétricos completo a partir do qual os voxels são extraídos. As dimensões do voxel dependem do tamanho do pixel no detetor de área. Por conseguinte, as unidades de CBCT fornecem, em geral, resoluções de voxel que são isotrópicas - iguais nas três dimensões.

Aquisição de imagens

A técnica de feixe cónico envolve uma varredura rotacional superior a 180 graus de uma fonte de raios X e um detetor de área recíproca que se move sincronizadamente em torno da cabeça do paciente. Durante a rotação, são feitas muitas exposições em intervalos fixos, fornecendo imagens de projeção única conhecidas como imagens de base. Estas são semelhantes às imagens radiográficas cefalométricas laterais, cada uma ligeiramente deslocada uma da outra. A série completa de imagens de base é designada por dados de projeção. Os programas de software que incorporam algoritmos sofisticados, incluindo a projeção retroiluminada, são aplicados a estes dados de projeção para gerar um conjunto de dados volumétricos 3D que pode ser utilizado para fornecer imagens de reconstrução primária em três planos ortogonais (axial, sagital e coronal).

Existem quatro componentes para a aquisição de imagens de CBCT:
- Geração de raios X
- Sistema de deteção de imagens
- Reconstrução de imagens
- Apresentação da imagem

As especificações de geração e deteção de imagens dos sistemas atualmente disponíveis reflectem variações proprietárias destes parâmetros.

Considerações clínicas

Para cada aquisição de imagem, existem passos processuais e numerosos parâmetros de exposição controlados pelo operador que devem ser especificados. Uma técnica de imagiologia consistente e metódica minimiza a exposição do doente à radiação e optimiza a qualidade da imagem resultante.

CRITÉRIOS DE SELECÇÃO DE DOENTES

A exposição ao feixe cónico fornece uma dose de radiação ao paciente superior à de outros procedimentos radiográficos dentários. Por conseguinte, deve ser aplicado o princípio principal do princípio ALARA: deve existir uma justificação da exposição do paciente, de modo a que os potenciais benefícios totais do diagnóstico sejam superiores ao prejuízo individual que a exposição à radiação possa causar. Atualmente, a TCFC é mais frequentemente utilizada na avaliação de condições patológicas e deformidades estruturais maxilofaciais, na avaliação pré-operatória de ortodontia e na avaliação do osso disponível para a colocação de implantes. É aconselhável que a indicação para o exame de TCFC seja documentada através da inscrição na ficha clínica do doente ou no pedido escrito ou na ordem de prescrição do exame de TCFC.

PREPARAÇÃO DO PACIENTE

Os doentes devem ser acompanhados até à unidade de scanner e, antes da estabilização da cabeça, devem dispor de proteção pessoal adequada contra a radiação. Embora a utilização obrigatória destes dispositivos seja regulamentada pela legislação regional (estatal) ou federal, recomenda-se que, pelo menos, um avental de chumbo para o tronco seja aplicado corretamente (acima do colarinho) ao doente. Isto é particularmente aconselhável para doentes grávidas e crianças. Recomenda-se vivamente a utilização de um colar de chumbo para a tiroide, desde que não interfira com o exame, para reduzir a exposição da tiroide. Cada unidade de CBCT tem um método único de estabilização da cabeça, variando entre copos de queixo, apoios de cabeça posteriores ou laterais e apoios de cabeça. O movimento do paciente pode ser minimizado pela aplicação de um ou mais métodos simultaneamente. A qualidade da imagem é gravemente degradada pelo movimento da cabeça, pelo que é importante obter a colaboração do doente. O alinhamento da área de interesse com o feixe de raios X é fundamental para obter a imagem do campo apropriado, reduzindo assim a exposição do paciente à radiação e optimizando a qualidade da imagem através da redução da radiação dispersa. Frequentemente, os planos de referência topográficos faciais (por exemplo, o plano sagital médio, a horizontal de Frankfort) ou as referências internas (por exemplo, o plano oclusal, o plano palatino) são ajustados para coincidirem ou estarem alinhados com as luzes laser externas para posicionar corretamente o doente. Imediatamente antes do exame, deve pedir-se ao doente que retire todos os objectos metálicos das áreas da cabeça e do pescoço. Isto inclui óculos, jóias (incluindo brincos e piercings) e próteses parciais metálicas. Não é necessário remover próteses plásticas completamente amovíveis. A menos que haja indicação específica em contrário (por exemplo, vistas temporomandibulares [T MJ] fechadas ou vistas ortodônticas), é desejável que a dentição seja separada, mas mantida unida firmemente durante o exame. Isto pode ser efectuado com um abaixador de língua ou rolos de algodão. A separação dos dentes é particularmente útil em exames de arcada única, onde a dispersão de restaurações metálicas na arcada oposta pode ser reduzida. O paciente deve ser instruído a permanecer o mais imóvel possível antes da exposição, a respirar lentamente pelo nariz e a fechar os olhos. Esta última sugestão reduz a possibilidade de o doente se mover como resultado de seguir o detetor à medida que este passa em frente do rosto. [50-55]

A principal vantagem da TC de feixe cónico, em comparação com a TC, é a menor dose de radiação para o doente. A resolução espacial da TC de feixe cónico é superior à da TC convencional.

Estudos desenvolvidos por Hintze et al. não encontraram diferenças significativas entre a tomografia convencional e a TC de feixe cónico na deteção de alterações morfológicas da ATM. A TC de feixe cónico tem um desempenho melhor do que a radiografia convencional e é tão boa como a TC convencional, permitindo representar alterações ósseas precoces da ATM.

Uma revisão publicada por Silvia Caruso et al apontou as principais contribuições da TC de feixe cónico no campo da ATM: [56]

- Permite calcular o volume e a superfície do côndilo;
- Melhora a análise qualitativa da superfície condilar e permite detetar a forma do côndilo mandibular;
- Melhora a precisão das medições lineares do côndilo mandibular;
- Esclarece que, em caso de assimetria facial, os côndilos são frequentemente simétricos, enquanto o espaço articular pode variar entre os dois lados;
- Esclarece a posição do côndilo na fossa. Embora a TC forneça informações importantes sobre os componentes ósseos da ATM, tem várias limitações, como o artefacto que pode surgir devido ao movimento acidental do paciente durante o exame (especialmente em crianças). Além disso, uma diminuição da dose de radiação (para a TC de feixe cónico) pode afetar a qualidade da imagem.

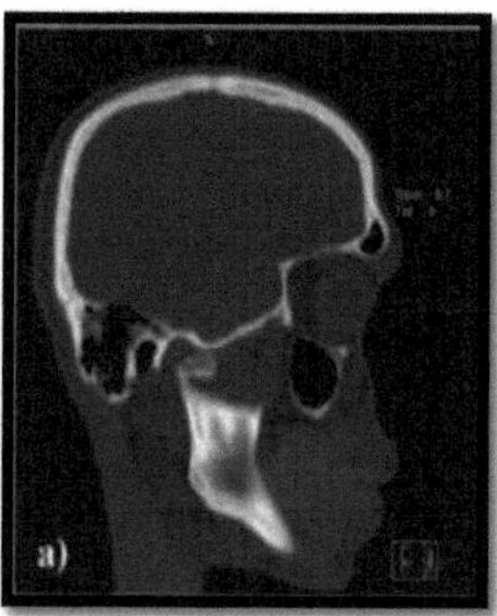
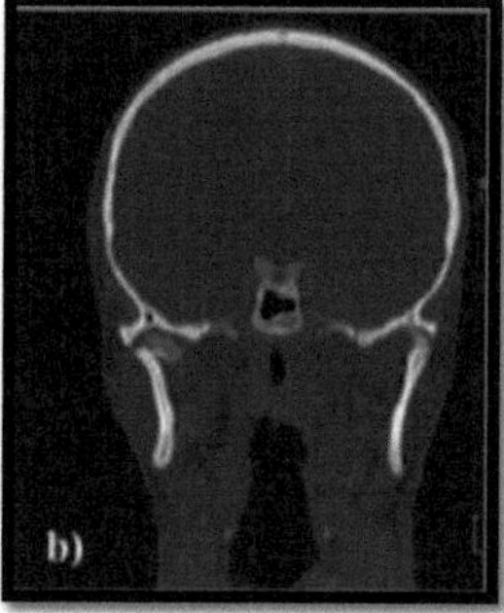

Figura 21: Tomografia computadorizada de uma fratura intracapsular da ATM direita. Plano sagital (a), plano coronal (b).

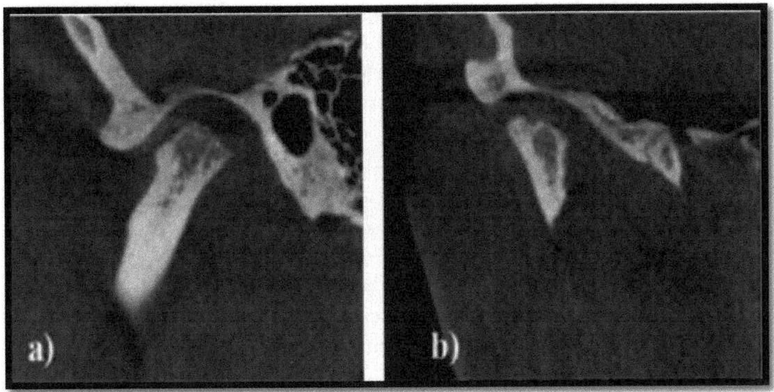

Figura 22: TC de feixe cónico da ATM direita: achatamento e erosões do côndilo mandibular. Plano sagital (a), plano coronal (b).

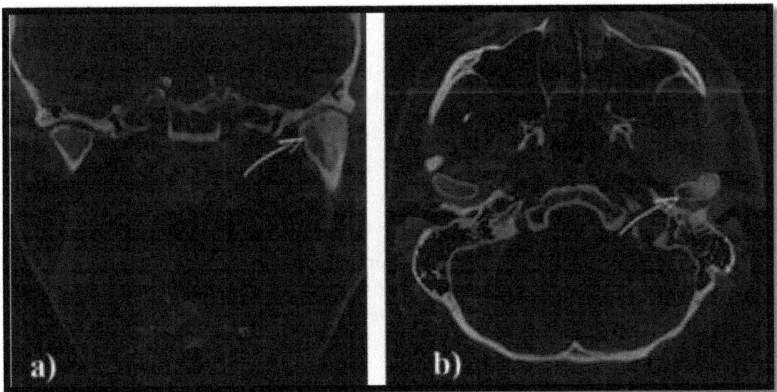

Figura 23: TC de feixe cónico da ATM: hiperplasia do côndilo esquerdo (seta). Plano coronal (a), plano axial (b).

Pontos fortes e limitações [25,29,30]

A imagiologia de feixe cónico tem uma série de caraterísticas que a tornam adequada para muitas aplicações dentárias, mas também tem uma série de limitações.

Força - O equipamento de TCFC tem um tamanho e uma área física muito reduzidos em comparação com a TC convencional e custa aproximadamente um quarto a um quinto do custo. Estas duas caraterísticas tornam-no disponível para a office dentária.

Digitalização de alta velocidade Em comparação com a TC convencional, o tempo de digitalização da TCFC é substancialmente reduzido e, para a maioria dos equipamentos, é inferior a 30 segundos. Isto deve-se ao facto de o CBCT necessitar apenas de um único exame para captar os dados necessários, em comparação com os tomógrafos convencionais, em que são necessárias várias rotações do feixe em leque para completar a obtenção de imagens de um objeto.

Resolução submilimétrica - Atualmente, todas as unidades de CBCT utilizam dispositivos de estado sólido megapixel para a deteção de raios X. Estes dispositivos fornecem uma resolução de píxeis submilimétrica de imagens de projeção de base de componentes. O tamanho desses voxels determina a resolução da imagem. A CBCT produz imagens com uma resolução de voxel submilimétrica que varia entre 0,4 mm e 0,125 mm. Devido a esta caraterística, a MPR coronal e subsequente dos dados de CBCT tem a mesma resolução que os dados axiais. Este nível de resolução espacial é aplicável a aplicações maxilofaciais.

Dose de radiação baixa para o doente Os relatórios publicados indicam que a dose efectiva (Comité Internacional de Proteção contra a Radiação de 2005) para vários dispositivos de CBCT varia entre 52 e 1025 microsieverts (μSv), dependendo do tipo e modelo do equipamento de CBCT e do protocolo de imagiologia utilizado. Estes valores são aproximadamente equivalentes a 4 a 77 radiografias panorâmicas digitais (aproximadamente 13,3 μSv) ou 5 a 103 dias de dose de fundo per capita equivalente (aproximadamente 3600 μSv nos Estados Unidos). A dose de radiação do doente pode ser reduzida através da colimação do feixe, da elevação do queixo e da utilização de proteção da tiroide e da coluna cervical. A CBCT proporciona uma gama de reduções de dose entre 96% e 51% em comparação com a TC convencional da cabeça (gama de 1400 a 2100 μSv).

Análise interactiva A reconstrução e visualização de dados de CBCT é realizada nativamente através da utilização de um computador pessoal. Além disso, alguns fabricantes fornecem software com funcionalidades alargadas para aplicações específicas, como a colocação de implantes ou a análise ortodôntica. Finalmente, a disponibilidade de algoritmos de medição orientados por cursor fornece ao médico uma capacidade interactiva para avaliação dimensional, anotação e medições em tempo real.

Limitações - Embora tenha havido um enorme interesse na TCFC, esta tecnologia tem limitações relacionadas com a geometria da projeção do feixe cónico, a sensibilidade do detetor e a resolução do contraste que produzem imagens que não têm a clareza e a utilidade das imagens de TC convencionais.

Ruído da imagem - A geometria de aquisição de projeção de feixe cónico resulta na irradiação de um grande volume com cada projeção de imagem de base. Uma grande parte dos fotões sofre interações de dispersão Compton e produz radiação dispersa. A maior parte da radiação dispersa é produzida omnidireccionalmente e registada por pixels no detetor de área de feixe cónico; não reflecte a atenuação real de um objeto ao longo de um percurso específico do feixe de raios X. Esta atenuação adicional dos raios X registada, que reflecte a atenuação não linear, é designada por ruído e contribui para a degradação da imagem. A quantidade de radiação espalhada é geralmente proporcional à massa total de tecido contida no feixe primário de raios X; isso aumenta com o aumento da espessura do objeto e do tamanho do campo. A contribuição desta radiação dispersa para a produção da imagem de CBCT pode ser maior do que a do feixe primário. Em aplicações clínicas, os rácios de dispersão em relação ao feixe primário são de cerca de 0,01 para a TC de raio único e de 0,05 a 0,15 para a TC de feixe em leque e espiral e podem ser tão grandes como 0,4 a 2 na TCFC. As fontes adicionais de ruído de imagem em TCFC são as variações na homogeneidade do feixe de raios X incidente (quantum mottle) e o ruído adicional do sistema detetor (eletrónico). A não homogeneidade dos fotões de raios X depende do número de raios X primários e dispersos absorvidos, dos espectros de raios X primários e dispersos incidentes no detetor e do número de vistas (projecções). O ruído eletrónico deve-se às degradações inerentes ao sistema de detectores relacionadas com a eficiência de absorção de energia dos raios X no detetor. Além disso, devido ao aumento da divergência do feixe de raios X sobre o detetor de área, há um efeito de calcanhar pronunciado. Isto produz uma grande variação ou não uniformidade do feixe de raios X incidente no doente e a consequente não uniformidade na absorção com uma maior relação sinal-ruído (ruído) no lado catódico da imagem em relação ao lado anódico.

Contraste deficiente dos tecidos moles - É a variação espacial das intensidades dos fotões de raios X que são transmitidos através do doente; o contraste dá assim uma medida da diferença entre regiões numa imagem. A variação nas intensidades transmitidas resulta da atenuação diferencial dos raios X pelos tecidos que diferem em densidade, número atómico e espessura. Dois factores principais limitam a resolução de contraste da CBCT. Embora a radiação dispersa contribua para aumentar o ruído da imagem, é também um fator significativo na redução do contraste do sistema de feixe cónico. A dispersão de raios X reduz o contraste do objeto ao adicionar sinais de fundo que não são representativos da anatomia, reduzindo assim a qualidade da imagem. Em segundo lugar, existem inúmeros artefactos inerentes ao detetor do painel que afectam a sua linearidade ou resposta à radiação X. A saturação (efeitos não lineares dos pixéis acima de uma determinada exposição), a corrente escura (carga que se acumula ao longo do tempo com ou sem exposição) e os pixéis maus (pixéis que não reagem à exposição) contribuem para a não linearidade. Além disso, a sensibilidade das diferentes regiões do painel à radiação (variação do ganho pixel a pixel) pode não ser uniforme em toda a região. [25]

ARTICULAÇÃO TEMPOROMANDIBULAR

A TCFC fornece imagens multiplanares e potencialmente em 3D do côndilo e das estruturas circundantes para facilitar a análise e o diagnóstico das caraterísticas morfológicas do osso, do espaço articular e da função dinâmica, factores essenciais para proporcionar resultados de tratamento adequados em doentes com sinais e sintomas da ATM. A imagiologia pode representar as caraterísticas da doença articular degenerativa, anomalias de desenvolvimento do côndilo, anquilose e doença da artrite reumatoide. Os protocolos de imagiologia apropriados devem incluir imagens de referência panorâmicas e axiais reformatadas, cortes transeriais parassagitais e paracoronais corrigidos e, para os casos em que a assimetria ou a cirurgia são contempladas, reconstruções 3D.[56-61]

Imagem por ressonância magnética

A RM é atualmente considerada o método de referência para a imagiologia das estruturas de tecidos moles da ATM (disco articular, membrana sinovial, músculo pterigoide lateral) e tem sido apontada como a melhor modalidade de imagem no diagnóstico das deslocações do disco.[29,30]

A RM também pode detetar os primeiros sinais de disfunção da ATM, como
* Espessamento da banda anterior ou posterior,
* Rutura do tecido retrodiscal,
* Alterações na forma do disco,

* Derrame articular.

As imagens podem ser obtidas em todos os planos (sagital, axial, coronal). Na maioria das sequências de varrimento, são obtidas imagens ponderadas em T1, T2 e densidade de protões (PD). As imagens PD servem para visualizar a relação disco-côndilo, enquanto as imagens ponderadas em T2 são utilizadas no diagnóstico de inflamação na articulação. A espessura do corte é importante para a qualidade da imagem. A espessura de corte mais frequentemente utilizada é de 3 mm. A redução da espessura do corte melhora a qualidade das imagens, mas requer um maior tempo de digitalização. É utilizada uma imagem axial de localização para direcionar o eixo longo do côndilo na posição de boca fechada. As imagens sagitais são obtidas perpendicularmente ao eixo longo do côndilo, e as imagens coronais são obtidas paralelamente ao eixo longo.

ASPECTO IMAGIOLÓGICO DA RESSONÂNCIA MAGNÉTICA DA TMJ NORMAL

Na RM, a gordura da medula no côndilo tem uma intensidade de sinal T1 elevada. O osso cortical e o disco têm uma intensidade de sinal baixa nas imagens ponderadas em T1 e T2 devido à baixa densidade de protões e ao T2 curto. Por vezes, é possível observar uma intensidade de sinal T2 e PD elevada na parte central do disco, semelhante a um disco vertebral hidratado no centro. De resto, o disco é homogéneo, hipointenso e de forma bicôncava. O centro da banda posterior pode ser ligeiramente hiperintenso devido à presença de tecido areolar solto. A fixação posterior do disco tem uma intensidade de sinal superior à do músculo nas imagens ponderadas em T1 e na densidade protónica, devido ao tecido adiposo. A zona bilaminar é visível como estruturas de intensidade de sinal intermédia.[62-67]

Na posição de boca fechada, a junção da banda posterior e da fixação posterior situa-se normalmente acima da cabeça do côndilo, perto da posição das 12 horas. A banda posterior e o tecido retrodiscal são melhor representados na posição de boca aberta. Na posição de boca aberta, a zona intermédia situa-se entre o côndilo e a eminência articular e a banda posterior está encostada à superfície posterior do côndilo. O ventre superior do pterigoide lateral liga-se à banda anterior do disco. O ventre inferior do pterigoide lateral liga-se à superfície anterior do colo do côndilo com uma fina banda fibrosa hipointensa linear. Esta banda é vista logo abaixo da posição do disco e pode, por vezes, ser confundida com o disco, particularmente quando o disco está deslocado medial ou lateralmente. No plano coronal, o disco tem forma de crescente e os seus bordos medial e lateral estão ligados aos respectivos aspectos da cabeça do côndilo e da cápsula articular. Em condições normais, as cápsulas lateral e medial não apresentam quaisquer protuberâncias para fora para além dos bordos.[62-66]

No exame de RM, considera-se que uma condição patológica está presente relativamente à zona intermédia do menisco (como ponto de referência) e à sua interposição entre o côndilo e o osso temporal. A posição normal do disco, avaliada no plano sagital, é com a junção da banda posterior alinhada aproximadamente às 12 horas, posição relativa ao côndilo. O deslocamento do disco é diagnosticado quando a banda posterior se encontra em posição anterior, posterior, medial ou lateral em relação à superfície condilar. Na posição de boca fechada, os dentes devem estar em contacto, enquanto na posição de boca aberta, a mandíbula deve estar na abertura mais larga e confortável. Desta forma, podem ser evitadas interpretações incorrectas das posições dos discos.

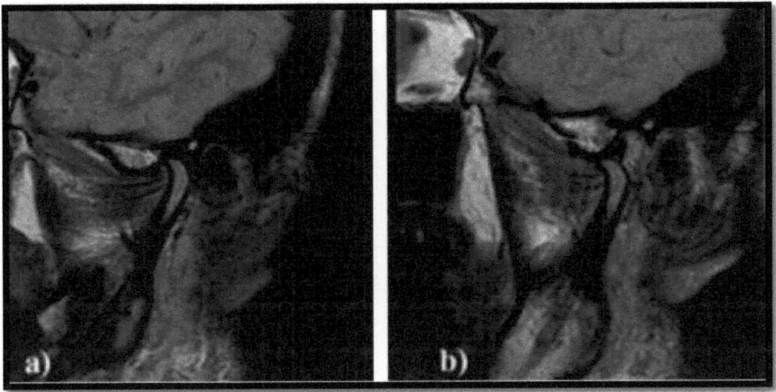

Figura 24: Sagital, densidade protónica, RM de uma ATM normal: boca fechada (a), boca aberta (b). O disco (seta) está numa posição correta.

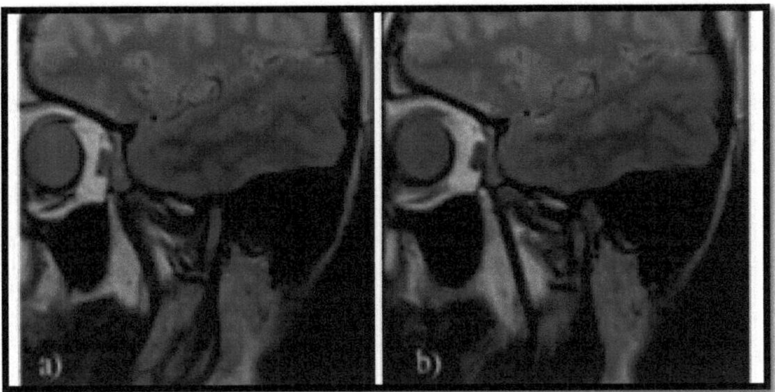

Figura 25: Sagital, densidade protónica, RM de uma deslocação anterior do disco com redução: boca fechada (a), boca aberta (b). O disco deslocado (seta) regressa à sua posição normal na abertura máxima da boca.

Sendo uma articulação sinovial, a sinovite é uma situação comum e caracteriza-se por um inchaço devido à hipertrofia da sinóvia e à produção excessiva de líquido sinovial. A sinovite pode ser claramente visualizada nas imagens de ressonância magnética. A inflamação sinovial pode levar ao derrame articular, definido como um aumento do volume do líquido intra-articular.

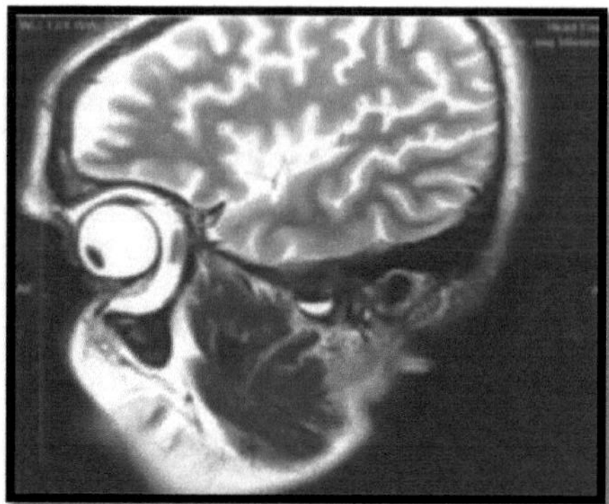

Figura 26: Sagital, ponderada em T2, RM de uma efusão da ATM.

Alguns estudos investigaram a relação entre a morfologia da eminência articular e os padrões do disco em doentes com deslocações do disco. Os resultados mostraram que alterações na morfologia da eminência articular (achatada) e do disco podem contribuir para o aparecimento de deslocação do disco sem redução nesse lado. Outros estudos também encontraram alterações na forma e dimensão do disco em casos de deslocação do disco da ATM.

Entre as desvantagens da investigação por RM, podem ser mencionadas as seguintes:
- É dispendioso e consome muito tempo;
- Utilização limitada em doentes com claustrofobia;
- Existe a possibilidade de perder a porção do côndilo com um pseudoquisto;
- Pode não detetar diferentes condições ósseas e calcificações dos tecidos moles com doenças inflamatórias ou tumores; nestes casos, a TC é a modalidade de imagem preferível.[29,30]

Ultrassonografia

A ecografia é utilizada na região da cabeça e do pescoço para avaliar neoplasias da tiroide, paratiróides, glândulas salivares ou gânglios linfáticos, cálculos nas glândulas ou condutas salivares, síndrome de Sjogren e vasos do pescoço, incluindo a carótida, para detetar placas ateroscleróticas. A ultrassonografia também é usada para guiar a aspiração com agulha fina no pescoço. Avanços recentes incluem imagens tridimensionais para permitir reformatações multiplanares, renderizações de superfície (por exemplo, de uma face fetal) e ultrassonografia com Doppler colorido para avaliação do fluxo sangüíneo.

A ultrassonografia (US) de alta resolução foi utilizada pela primeira vez para exploração da ATM em 1991, por Nabeih et al, utilizando um transdutor de 3,5 MHz. Apesar de ser um procedimento não invasivo, dinâmico e barato, não é comummente utilizado na exploração da ATM. Sendo uma investigação em tempo real, fornece informações sobre a posição do disco, durante a abertura da boca. Na literatura, foram registados níveis contraditórios de sensibilidade e especificidade. Estes níveis variáveis de sensibilidade e especificidade relatados pelos artigos podem dever-se aos diferentes equipamentos utilizados (diferentes frequências de US).

A utilização de US de alta resolução (transdutor de pelo menos 7,5 MHz ou superior) aumenta significativamente o valor diagnóstico desta técnica. O exame de US é útil na descrição da deslocação e efusão do disco. Normalmente, o disco situa-se entre duas linhas hiperecogénicas representadas pelo côndilo mandibular e a eminência articular. Se o disco estiver deslocado na posição de boca fechada, o diagnóstico é de deslocação do disco. Se o disco voltar à sua posição normal durante a abertura, o diagnóstico é de deslocação do disco com redução. Caso contrário, o diagnóstico é de deslocamento discal sem redução. Em relação às alterações degenerativas da ATM, a US ainda não é recomendada. Uma dificuldade da US é a possibilidade de se obter imagens nítidas, principalmente na posição de boca aberta, devido às estruturas ósseas sobrepostas. Outra limitação da US é que a parte medial do disco não pode ser visualizada. O valor diagnóstico da US de alta resolução depende estritamente das competências do examinador e do equipamento utilizado. Por conseguinte, existe uma necessidade contínua de radiologistas com formação e experiência neste domínio.[29,30]

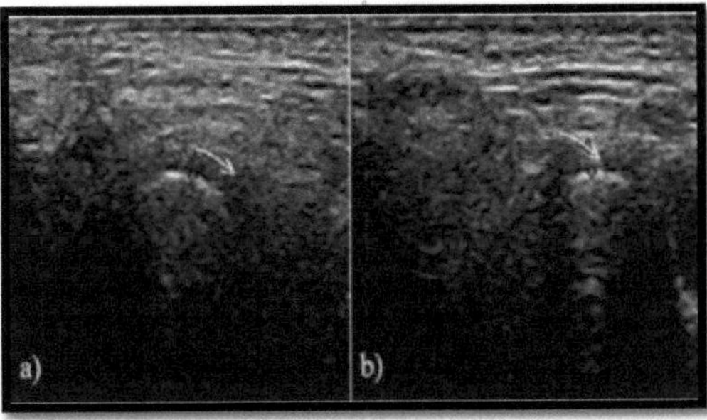

Figura 27: US de alta resolução de uma deslocação anterior do disco com redução: boca fechada (a), boca aberta (b). A seta mostra o disco deslocado na posição de boca fechada que regressa à sua posição normal na abertura máxima da boca.

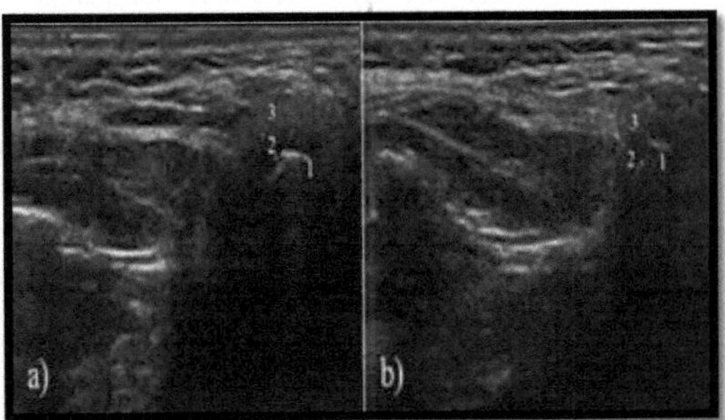

Figura 28: US de alta resolução de um deslocamento anterior do disco sem redução: boca fechada (a), boca aberta (b). 1-côndilo mandibular; 2- disco articular, que está deslocado anteriormente tanto na posição de boca fechada como na de boca aberta; 3- eminência articular. Sagital da RM de densidade protónica do mesmo paciente com deslocamento anterior do disco sem redução: boca fechada

PATOLOGIAS RELACIONADAS COM AS VARIAÇÕES ANATÓMICAS

As variações anatómicas na ATM podem ser sintomáticas e/ou ter implicações durante a artroscopia e a cirurgia. Também podem existir diversas variações na aparência dos côndilos mandibulares, incluindo variações intra-individuais entre os dois lados. Os processos de doença podem ser de desenvolvimento, devido a remodelação relacionada com má oclusão, trauma ou outras anomalias secundárias do desenvolvimento. [67]

Côndilo bífido Uma cabeça mandibular bi-lobada ou duplicada é um achado imagiológico incidental pouco frequente. Embora a etiologia seja desconhecida, as teorias incluem a reminiscência de septo fibroso congénito e trauma periparto ou na primeira infância. As cabeças duplicadas podem situar-se numa orientação antero-posterior ou transversal.[68]

Dennison et al sugeriram que o termo "côndilo bífido" deve ser reservado para descrever côndilos múltiplos apenas no plano sagital. Não é necessário qualquer tratamento para os doentes assintomáticos. No entanto, a cirurgia pode ser efectuada se houver deslocação do disco ou anquilose do espaço articular.[69]

Forame de Huschke - Em alguns indivíduos pode haver persistência de um defeito de desenvolvimento na placa timpânica. A placa timpânica está presente como um anel cartilaginoso em forma de U incompleto ao nascimento. Ao longo do tempo, a ossificação prossegue lateral e posteriormente, deixando um defeito no pavimento do meato externo, denominado forame timpânico (forame de Huschke). Com o crescimento do processo mastoide, este defeito muda de posição, de inferior para anterior, e normalmente fecha-se por volta do 5º ano de vida. Raramente, um defeito de 3-4 mm persiste e localiza-se no aspeto antero-inferior do canal auditivo externo e posteromedial à ATM. Estes doentes podem apresentar um defeito ou pólipo na parede anterior do canal auditivo externo (CAE) ou otorreia salivar durante a mastigação. O tecido da ATM também pode herniar para o CAE durante a mastigação. Durante a artroscopia, pode haver passagem inadvertida para o CAE, resultando em complicações otológicas. Este forame também pode atuar como uma via de comunicação entre o CAE e a ATM ou a fossa infratemporal, permitindo a propagação de infeção, inflamação ou tumor.[70,71]

Hipoplasia condilar A aplasia e a hipoplasia do côndilo mandibular são secundárias ao não desenvolvimento ou ao subdesenvolvimento do côndilo e podem ser congénitas ou adquiridas. A aplasia ou hipoplasia congénita dos côndilos mandibulares é uma anomalia rara e ocorre geralmente como parte de anomalias mais generalizadas do 1º e 2º arcos branquiais (por exemplo, síndrome de Treacher-Collins). A hipoplasia condilar adquirida pode ser secundária a factores locais (trauma, infeção, radiação) ou sistémicos (agentes tóxicos, artrite reumatoide, mucopolissacaridose). O parto vaginal traumático tem sido implicado como causa de hipoplasia. A hipoplasia pode envolver um ou ambos os côndilos. A doença unilateral produz rotação ou inclinação mandibular e assimetria facial associada. O diagnóstico da hipoplasia condilar bilateral pode ser retardado devido à simetria facial. Os côndilos hipoplásicos são frequentemente complicados com anquilose.

Reabsorção condilar idiopática A reabsorção condilar idiopática (também conhecida como condilólise ou "síndrome da líder de claque") é principalmente uma doença da ATM que afecta raparigas adolescentes. Ocorre uma erosão condilar rapidamente progressiva, resultando num alargamento do espaço articular, com o queixo a tornar-se menos proeminente devido à retrognatismo. Foram levantadas muitas hipóteses de causas, incluindo a influência do estrogénio na osteogénese, necrose avascular e desarranjo interno da ATM. A cirurgia ortognática tem sido implicada como causa da doença, mas também é uma das abordagens corretivas para a reabsorção condilar idiopática.

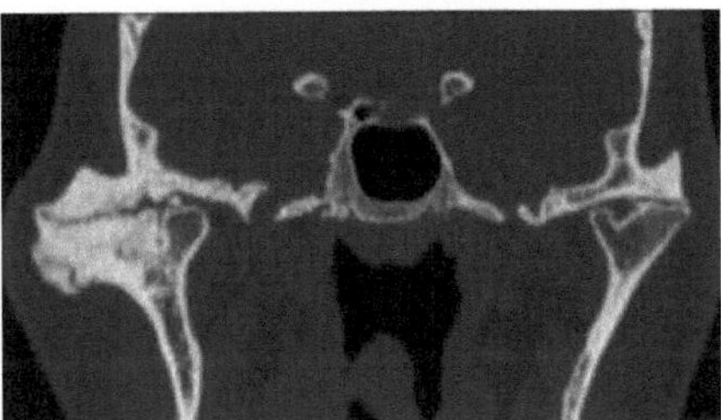

Figura 29: Côndilo bífido. Imagem de tomografia computadorizada reformatada no plano coronal através da articulação temporomandibular (ATM) demonstra côndilo mandibular esquerdo bífido. É possível observar que um dos côndilos (seta) é mais pequeno do que o outro. Notam-se alterações degenerativas avançadas na ATM bilateral.

Hiperplasia condilar

A hiperplasia condilar é uma doença rara caracterizada pelo aumento de volume do côndilo mandibular, estando frequentemente associada ao aumento de volume do ramo e do corpo mandibular. A hiperplasia condilar é geralmente um processo unilateral. Esta doença apresenta-se na segunda e terceira décadas de vida, durante períodos de forte osteogénese, o que sugere uma influência hormonal na perturbação do crescimento. O traumatismo também tem sido implicado na hiperplasia condilar assimétrica devido à hipervascularização durante a cicatrização, induzindo uma osteogénese excessiva. A hiperplasia produz assimetria facial com o queixo a rodar para o lado afetado. A ressecção do côndilo hiperplásico faz cessar o crescimento anormal e restabelece a simetria facial. [72,77]

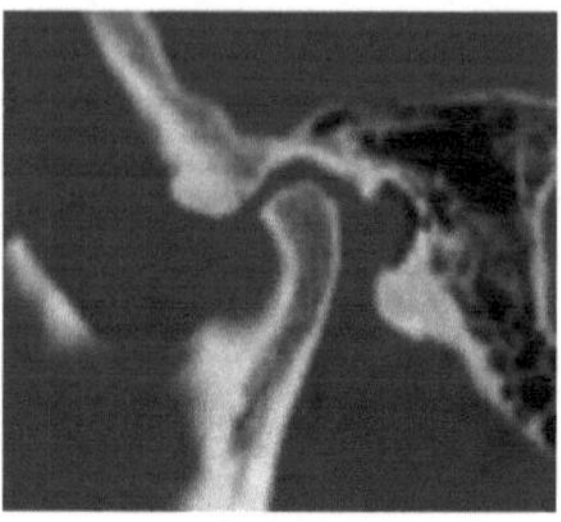

Figura 30: Forame de Huschke. Imagem de tomografia computadorizada reformatada sagital através da articulação temporomandibular demonstra um defeito focal (seta) na placa timpânica.

Pneumatização extensa A pneumatização extensa do osso mastoide pode envolver a fossa glenoide e a eminência articular. O conhecimento da pneumatização extensa é necessário antes da cirurgia para evitar perfurações. Podem ocorrer complicações durante a cirurgia da ATM devido à retração forçada do retalho, à dissecção ou à colocação de parafusos nos casos em que são necessárias próteses da fossa-eminência. A pneumatização também pode proporcionar um caminho de resistência mínima e facilitar a propagação de tumores patológicos, inflamação, infeção ou fratura para a articulação. Por estas razões, deve ser efectuada uma TAC antes da cirurgia da ATM quando for detectada uma pneumatização extensa nas radiografias panorâmicas.[78]

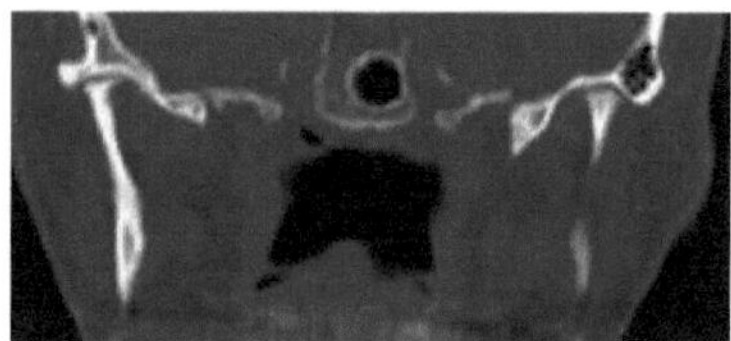

Figura 31: Reabsorção condilar idiopática. Imagem de tomografia computadorizada reformatada no plano coronal através da articulação temporomandibular de um paciente jovem demonstra reabsorção condilar grave bilateral (setas) sem qualquer evidência de alterações degenerativas na articulação.

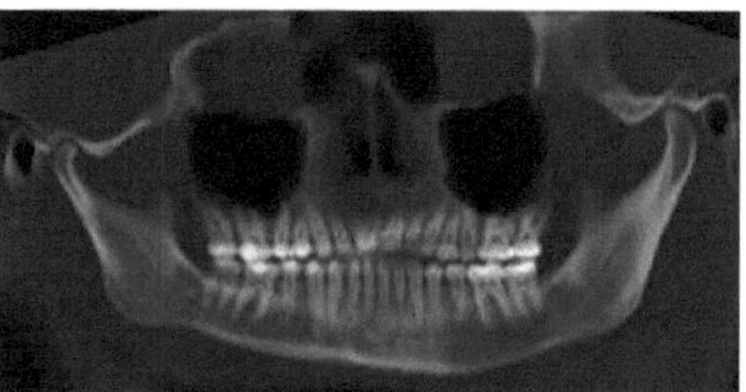

Figura 32: Hiperplasia condilar. Reforma panorâmica dos dados da tomografia computadorizada de origem, incluindo ambas as articulações temporomandibulares de um paciente jovem, demonstra hiperplasia do côndilo esquerdo (cabeça de seta) em comparação com o lado direito. Nota-se também hipertrofia associada do ramo e do colo (seta) da hemi-mandíbula esquerda.

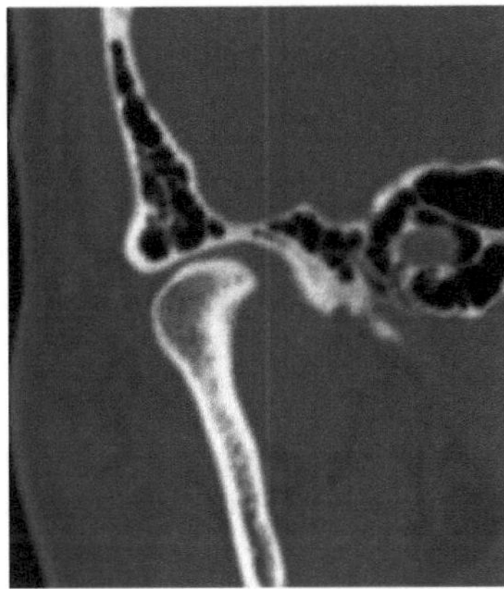

Figura 33: Pneumatização extensa. Imagem coronal reformatada de tomografia computorizada através da articulação temporomandibular direita demonstra uma pneumatização quase completa da fossa glenoide, exceto na parte central.

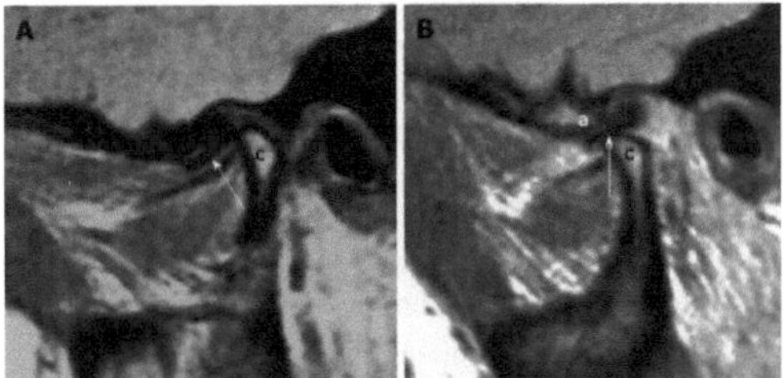

Figura 34: Deslocamento anterior com redução. A: Ressonância magnética (RM) sagital ponderada em densidade de protões na posição de boca fechada demonstra a deslocação anterior do disco (seta) em frente ao côndilo mandibular (a letra, c); B: RM sagital ponderada em densidade de protões na posição de boca aberta demonstra a redução do disco (seta) entre a eminência articular (a letra, a) e o côndilo mandibular (a letra, c).

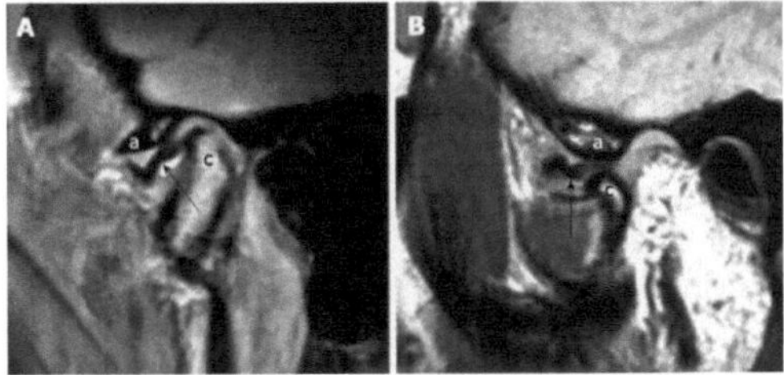

Figura 35: Deslocamento anterior sem redução. A: Ressonância magnética (RM) sagital ponderada em densidade de protões na posição de boca fechada demonstra deslocamento anterior do disco (seta) relacionado com a eminência articular (letra a) e anterior ao côndilo mandibular (letra c); B: RM sagital ponderada em densidade de protões na posição de boca aberta demonstra ausência de redução do disco (seta) entre a eminência articular (letra a) e o côndilo mandibular (letra c).

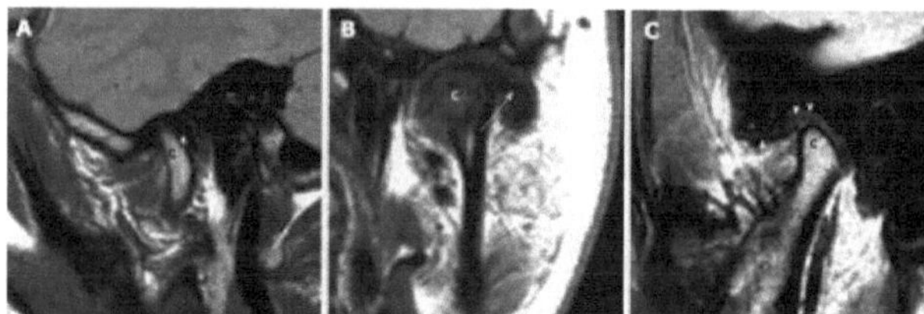

Figura 36: Outros tipos de deslocação do disco. A: Deslocamento posterior do disco. Ressonância magnética (RM) sagital ponderada em densidade protônica na posição de boca fechada demonstra deslocamento posterior do disco (seta) em relação ao côndilo mandibular (a letra, c); B: Deslocamento lateral do disco. Coronal ponderado em densidade protónica demonstra deslocamento lateral do disco (seta) em relação ao côndilo mandibular (a letra, c); C: Pseudodisco. Sagital da RM ponderada em densidade protónica na posição de boca fechada demonstra deslocamento anterior do disco (seta) em frente ao côndilo mandibular (a letra, c). O espessamento dos anexos posteriores (pontas de seta) superiores ao côndilo mandibular é visto como "pseudodisco".[79,80]

ARTRITE DA ATM

À semelhança de outras articulações sinoviais do corpo, a ATM está frequentemente envolvida em diferentes tipos de artrite inflamatória. A artrite degenerativa e a artrite secundária à doença de deposição de cristais também são comuns na ATM. A artrite secundária a infeção ou traumatismo pode ocorrer na ATM.

A artrite da ATM baseia-se no mecanismo fisiopatológico. Artrite inflamatória Artrite idiopática juvenil: A artrite idiopática juvenil (AIJ) é a doença reumática mais comum na infância, afectando mais frequentemente as raparigas do que os rapazes. A doença afecta predominantemente as articulações sinoviais. Existem dois picos de aparecimento, o primeiro entre os 1 e os 3 anos de idade e o segundo entre os 8 e os 12 anos. A ATM está envolvida em 17% a 87% dos doentes com AIJ.

A AIJ pode ser sistémica, poliarticular e pauciarticular. A ATM está mais frequentemente envolvida em doentes com envolvimento poliarticular das articulações. A apresentação típica do envolvimento da ATM inclui dor, sensibilidade articular, crepitação, rigidez e diminuição da amplitude de movimentos. A anquilose óssea pode desenvolver-se em alguns doentes como uma manifestação tardia da doença.[67,81,82]

A ortopantomografia, a TC, a RMN e a ecografia têm sido utilizadas para avaliar a AIJ da ATM. A ortopantomografia e a TC identificam predominantemente as erosões ósseas secundárias ao envolvimento da ATM. Ambas as técnicas implicam a exposição à radiação de doentes jovens. A ressonância magnética e a ultrassonografia ganharam popularidade na avaliação da ATM em pacientes com AIJ porque essas técnicas têm melhor resolução dos tecidos moles, permitindo o diagnóstico precoce do envolvimento da ATM sem qualquer radiação ionizante. A artrite aguda da ATM demonstra tipicamente derrame articular e espessamento sinovial em imagens ponderadas em T2 sem quaisquer alterações ósseas.

O realce da articulação ou do tecido periarticular não é um sinal específico de artrite aguda da ATM, uma vez que o realce anormal da articulação pode estar presente mesmo em doentes saudáveis. A reabsorção condilar pode ser melhor avaliada numa sequência ponderada em T1 sem supressão de gordura e sugere uma artrite da ATM mais crónica.

Artrite reumatoide: A artrite reumatoide (AR) é uma doença inflamatória crónica que afecta predominantemente o tecido periarticular, como a membrana sinovial, as cápsulas articulares, os tendões, as bainhas dos tendões e os ligamentos. Os componentes internos das articulações são afectados secundariamente. A prevalência da AR na população em geral é de aproximadamente 2-2,5%, com predomínio do sexo feminino. O pico de início da doença é aos 40-60 anos e aproximadamente 50-75% dos doentes com AR têm envolvimento da ATM. A AR é uma doença lentamente progressiva, de início insidioso, com destruição progressiva dos tecidos moles articulares/periarticulares e dos ossos adjacentes, resultando em deformidade articular. A ATM é afetada numa fase mais avançada da doença. O envolvimento da ATM provoca uma dor profunda e surda na zona pré-auricular, especialmente durante a mastigação. Pode estar presente uma limitação da amplitude de movimentos e rigidez matinal. O côndilo mandibular reabsorve-se gradualmente à medida que a doença progride.

As caraterísticas radiográficas da AR incluem perda de espaço articular, destruição do côndilo, achatamento com posicionamento anterior do côndilo. Pode haver achatamento da eminência articular e erosão da fossa glenoide. A proliferação sinovial é um processo precoce na AR e pode distingui-la de outros tipos de artrite. A proliferação sinovial é facilmente observada na RMN e pode ser observada em todos os doentes. O derrame articular é também comparativamente mais comum na AR.

Artrite (osteo)degenerativa A osteoartrite (OA) é uma doença degenerativa crónica que afecta caraterísticamente a cartilagem articular das articulações sinoviais e está associada à remodelação simultânea do osso subcondral subjacente com envolvimento secundário da sinóvia. A osteoartrite é a patologia articular mais comum que afecta a ATM. Existe uma clara disparidade entre a evidência radiográfica da OA e os sintomas.

Estudos de base populacional demonstram que o achatamento condilar mínimo está presente em até 35% dos pacientes assintomáticos, enquanto aproximadamente 11% dos pacientes apresentam sintomas relacionados com a OA da ATM. O sintoma mais comum da OA da ATM é a dor durante a mastigação. A dor começa normalmente nos tecidos moles periarticulares e nos músculos mastigadores que estão em espasmo reflexo protetor. A fadiga dos músculos mastigadores, o trismo, a diminuição da amplitude de movimento, a dificuldade em abrir a boca e as crepitações articulares são outros sintomas comuns. As caraterísticas radiológicas da OA da ATM são a irregularidade da cortical óssea da superfície articular, a erosão e a formação de osteófitos.

A erosão é definida radiologicamente como uma área focal de densidade reduzida na margem cortical da superfície articular do côndilo mandibular e na região subcondral. A formação de osteófitos ocorre normalmente numa fase mais tardia da doença e pode estabilizar e alargar a área de superfície da articulação, numa tentativa de suportar melhor as forças de carga axial. Têm sido utilizadas diferentes modalidades de imagiologia com diferentes graus de sucesso. Ainda não existe um consenso geral quanto à modalidade de imagem que deve ser o padrão de excelência (Figura 17). [83,84,85]

Artrite metabólica/artropatias cristalinas Doença de deposição de pirofosfato de cálcio desidratado: A doença de deposição de pirofosfato de cálcio desidratado (CPPD) é uma artropatia metabólica causada pela deposição de cristais de pirofosfato de cálcio desidratado dentro e à volta das articulações, especialmente na cartilagem articular e na fibrocartilagem. O espetro de envolvimento da ATM varia desde uma calcificação assintomática do disco até uma destruição acentuada da articulação com alterações erosivas no côndilo mandibular e na base do crânio adjacente. Os sintomas comuns incluem dor e inchaço pré-auricular com perda auditiva ocasional. A mastigação pode exacerbar a dor. Outros sintomas menos comuns incluem estalidos na ATM, zumbidos e má oclusão.

O aspeto radiográfico da DPCP é variável. A tomografia computorizada demonstra a deposição de cálcio no disco ou no tecido periarticular. Na ressonância magnética, os depósitos de CPP aparecem tipicamente como material hipointenso nas sequências ponderadas em T1 e T2. A TC e a RM mostram erosões perto do côndilo e da fossa com depósitos de CPPD adjacentes. As erosões podem estender-se para a base do crânio e para a fossa craniana média. O envolvimento de outras articulações com condrocalcinose é uma pista para o diagnóstico. O diagnóstico diferencial inclui condromatose sinovial, osteocondroma sinovial e osteossarcoma (Figura 18).

Artrite infecciosa A infeção da ATM é normalmente secundária à extensão direta da infeção do tecido adjacente para a articulação. As infecções sistémicas, como a tuberculose e a sífilis, raramente podem envolver a ATM. A infeção da ATM é mais comum em situações de imunossupressão e na presença de outras doenças sistémicas, como a diabetes mellitus, a artrite reumatoide e o consumo de drogas intravenosas, etc.[86,87,88,89]

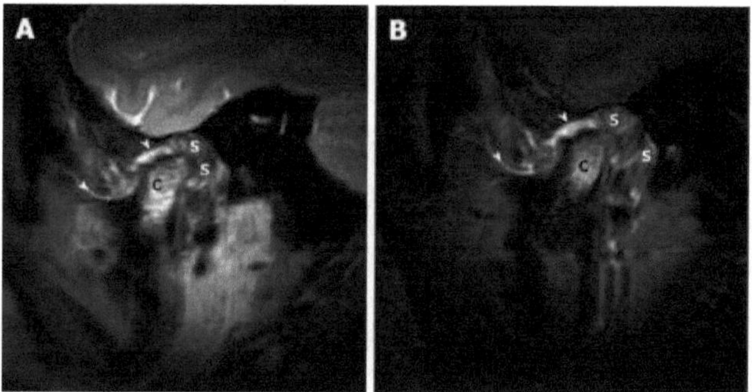

Figura 37: Artrite idiopática juvenil. A: Ressonância magnética (RM) sagital ponderada em densidade de protões na posição de boca fechada demonstra aumento de sinal no côndilo mandibular (a letra, c), espessamento extenso da sinóvia (a letra, s) nas regiões retrodiscais. Nota-se espessamento e aumento de sinal da sinóvia em outros locais (pontas de seta); B: Sagital com supressão de gordura pós-contraste ponderado em T1 na posição de boca fechada demonstra realce de sinal no côndilo mandibular (a letra, c), realce e espessamento extenso da sinóvia (a letra, s) nas regiões retrodiscais. Há espessamento e realce da sinóvia noutros locais (pontas de seta).

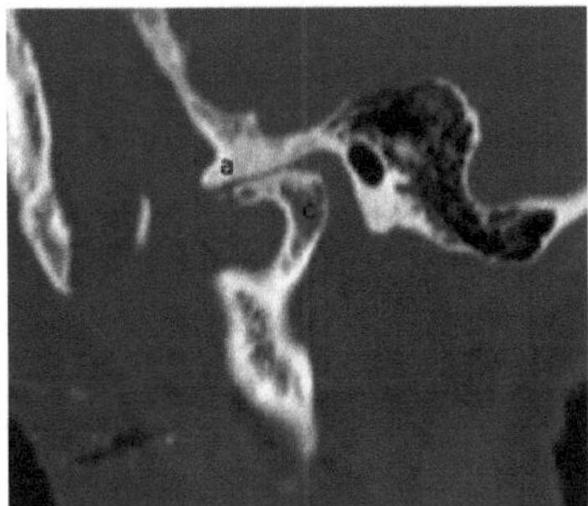

Figura 38: Alterações degenerativas. Reforma sagital do conjunto de dados axiais demonstra deformidade do côndilo mandibular (a letra, c), extensa esclerose da eminência articular (a letra, a) e perda severa do espaço articular.

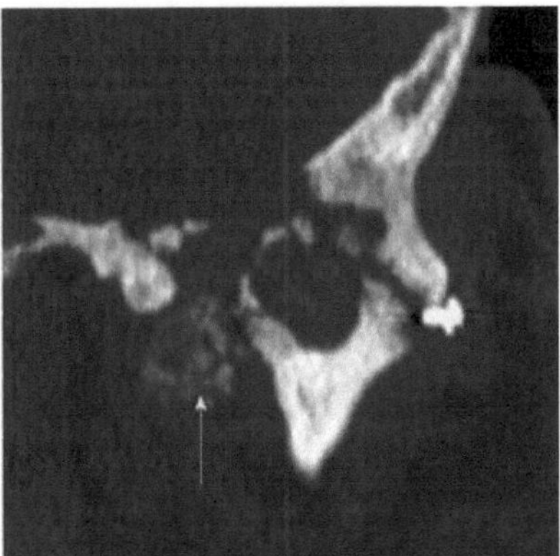

Figura 39: Doença de deposição de pirofosfato de cálcio desidratado. A reformatação coronal do conjunto de dados axiais demonstra a destruição da articulação temporomandibular esquerda com erosão e deformidade tanto do côndilo mandibular como da fossa glenoide. Existe uma extensa doença de deposição de pirofosfato de cálcio desidratado medialmente ao espaço articular (seta).

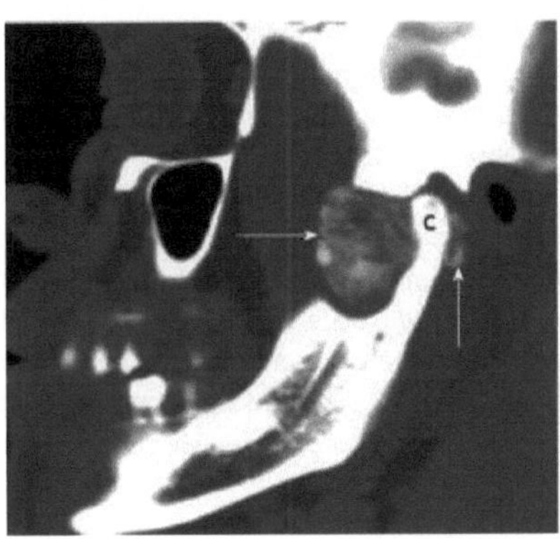

Figura 40: Condromatose sinovial. A reformatação sagital do conjunto de dados axiais demonstra uma extensa calcificação tipo nuvem (setas) que preenche e expande o espaço articular anterior ao côndilo mandibular (a letra, c). A calcificação também está presente posteriormente ao côndilo mandibular.

DISTÚRBIO INTERNO DA TMJ [79,80,90-94]

O desarranjo interno (ID) é definido como uma falha mecânica da articulação que interfere com o bom funcionamento da mesma. Isto é atribuído a uma interação anormal do disco articular, do côndilo e da eminência articular. As caraterísticas clínicas associadas incluem dor articular e ruídos articulares. A deslocação do disco é a causa mais comum de DI, embora nem todos os discos deslocados estejam associados a desarranjo e nem todos os desarranjos sejam causados por deslocação do disco. Além disso, não é claro se a deslocação do disco está relacionada com o início, a progressão ou a cessação da dor. Os corpos soltos e as aderências na articulação também podem resultar em desarranjo. Até 34% dos voluntários assintomáticos podem ter uma deslocação anterior do disco e 23% dos doentes com desarranjo podem ter uma posição normal do disco. Na maioria das grandes séries de RM, aproximadamente 80% dos pacientes encaminhados para diagnóstico por imagem da ATM demonstram alguma forma de deslocamento do disco. A RM é a modalidade de imagem de eleição para o diagnóstico de desarranjo interno com uma precisão de 95% na avaliação da posição e forma do disco e 93% de precisão na avaliação das alterações ósseas.

Deslocação do disco

A deslocação do disco é categorizada com base na relação do disco deslocado com o côndilo mandibular. A deslocação pode ser anterior, anterolateral, anteromedial, lateral, medial e posterior. O padrão mais comum de deslocação do disco é anterior e anterolateral, representando mais de 80% das causas. A deslocação do disco pode ser subclassificada como deslocação anterior com redução (ADR) ou deslocação anterior sem redução (ADNR) com base na restauração de uma relação normal entre o côndilo e o disco na abertura da boca (Figuras 8 e 9). A deslocação do disco pode ser completa ou parcial. Se toda a dimensão mediolateral do disco estiver deslocada, é designada por deslocação completa. Por outro lado, se apenas a porção medial ou lateral do disco estiver deslocada, é designada por deslocação parcial. A deslocação parcial do disco é comummente observada na ADR. Frequentemente, a parte lateral do disco é deslocada anteriormente enquanto a parte medial do disco permanece na posição normal (deslocação rotacional do disco). Na ADR, o disco deslocado anteriormente regressa à posição normal aquando da abertura da boca, produzindo um "clique recíproco" (Figura 9). Na ADNR, há uma abertura limitada da boca e um desvio da mandíbula para o lado afetado (bloqueio fechado). Com o tempo, o estiramento ou perfuração do tecido retrodiscal provoca a deformação do disco, levando a uma melhoria da excursão da mandíbula e à redução do desvio lateral durante a abertura da boca (Figura 10A). A banda posterior do disco permanece anterior ao côndilo mesmo com a abertura bucal. Há uma maior associação de alterações degenerativas na ATM com a ADNR. Embora a desordem da ATM com ADR e osso cortical condilar normal possa ser estável por décadas, ela eventualmente progredirá para ADNR.

Num estudo com 55 pacientes, de Leeuw et al. demonstraram que 75% dos pacientes com uma longa história (aproximadamente 30 anos) de desarranjo interno da ATM têm ADNR. O mecanismo exato de uma deslocação do disco é desconhecido, embora o traumatismo com lesão da fixação posterior do disco seja considerado a causa mais provável. A RM sem contraste é a modalidade de imagem de eleição para a avaliação da ID. Durante a fase inicial da ID, o disco mantém a sua forma normal, mas ao longo do tempo torna-se deformado pelo espessamento da banda posterior e afinamento da banda anterior. Isto produz um disco biconvexo, em forma de lágrima ou arredondado. O disco mantém uma forma bicôncava normal desde que permaneça no topo do côndilo durante a abertura da boca. Assim, a presença de um disco irregular e arredondado indica quase sempre doença discal. Outros achados de RM que sugerem doença discal incluem o achatamento do disco, a diminuição da intensidade de sinal normal intermédia a elevada do disco e a presença de laceração ou perfuração na fase crónica. A deslocação posterior do disco é uma entidade rara e representa apenas 0,01% a 0,001% de todas as deslocações do disco. O principal sinal clínico é um início súbito de travamento da mandíbula em posição aberta. A RM é útil no diagnóstico, demonstrando a deslocação da banda posterior para além da posição de 1° relógio (Figura 10A).

A revisão das informações clínicas do doente é importante antes da interpretação da imagem, uma vez que a plicatura posterior anterior do disco pode ser confundida com uma deslocação posterior adquirida do disco. As deslocações anterolaterais e antero-mediais do disco são agrupadas em deslocações rotacionais, enquanto as deslocações laterais e mediais puras são agrupadas em deslocações laterais. A deslocação lateral isolada é rara (Figura 10B). Mais uma vez, estas deslocações rotacionais e laterais podem ser completas ou parciais e com ou sem redução do disco. A deslocação anterolateral é o padrão mais comum.

Pseudodisco Um pseudodisco está presente em alguns doentes com um disco deslocado anteriormente. Isto foi postulado como uma reação adaptativa à deslocação anterior do disco dentro da fixação posterior do disco, seguida de hialinização subsequente do tecido conjuntivo, que aparece como uma estrutura em forma de banda de baixa intensidade de sinal, substituindo o sinal normalmente brilhante da fixação posterior do disco (Figura 10C).

Disco preso O "disco preso" é uma condição patológica caracterizada por um disco imóvel em relação à fossa glenoide e à eminência articular. Esta situação está presente tanto em posições de boca aberta como fechada e está provavelmente relacionada com as aderências. Pode ocorrer com ou sem deslocação do disco e pode estar associada a dor e disfunção articular devido à limitação da translação condilar. Este diagnóstico pode não ser efectuado, a menos que a ATM seja visualizada em ambas as posições de boca aberta e fechada (Figura 11).

A cine-imagem oblíqua sagital é particularmente útil na avaliação do disco preso. Disco perfurado A perfuração do disco é registada em 5% a 15% das deslocações do disco em articulações desarticuladas. É mais comum em doentes com ADNR do que em ADR e é normalmente observada em doentes com artrose avançada. A prevalência de um disco perfurado é maior nas mulheres do que nos homens e prevalece em indivíduos com mais de 80 anos de idade. Os achados de RM da perfuração discal incluem deformidade discal

(100%), deslocação do disco (81%), alterações ósseas condilares (68%), derrame articular (23%) e não visualização da fixação temporal posterior (TPA) do disco (65%-68%).

O artrograma convencional e a RM podem ser úteis no diagnóstico de uma perfuração do disco, demonstrando a opacificação de ambos os compartimentos articulares a partir de uma única injeção no compartimento inferior. Se houver suspeita de perfuração do disco, pode ser obtida uma RM ponderada em T2 com supressão de gordura nos planos sagital e coronal. A ausência de alongamento/alongamento da fixação do disco temporal posterior aquando da abertura da boca também sugere uma perfuração do disco. Derrame articular O derrame articular representa uma acumulação anormalmente grande de líquido intra-articular e é frequentemente observado em doentes sintomáticos. Uma pequena quantidade de líquido articular pode ser observada em doentes assintomáticos. O derrame é mais prevalente em articulações dolorosas do que em articulações não dolorosas. Embora nem todos os doentes com dores articulares apresentem derrame, os doentes com grandes derrames têm normalmente dor e deslocação do disco. A sequência de RM ponderada em T2 é a melhor sequência para a avaliação do derrame articular. Um derrame articular precoce é normalmente observado em redor da banda anterior, mas os derrames maiores podem ocupar o espaço articular superior e inferior. Um derrame de grandes dimensões pode ter valor diagnóstico, uma vez que delineia o disco e, por vezes, até a perfuração do disco, bem como o tecido retrodiscal, produzindo um "efeito artrográfico".

As imagens ponderadas em T1 com gadolínio podem ser úteis para distinguir um derrame articular simples de uma proliferação sinovial. Em doentes com artropatias inflamatórias com proliferação sinovial associada, a sinóvia em proliferação aumenta enquanto o derrame não. Espessamento da fixação do músculo pterigoide lateral (sinal do disco duplo) O papel exato do músculo pterigoide lateral (MPL) na função da ATM é ainda controverso, embora se sugira que o seu papel seja na geração de forças laterais e protrusivas da mandíbula. Existem estudos electromiográficos que demonstram hiperatividade na inserção inferior do MPL em doentes com desarranjo interno da ATM. Foram descritas várias alterações morfológicas dos ventres superior e inferior do MPL na ressonância magnética. Estas incluem hipertrofia, atrofia e contracturas em doentes com

ADNR da ATM com essas alterações morfológicas tendo uma associação significativa com os sintomas clínicos de dor ou restrição de abertura da mandíbula. Sugere-se que existe uma associação significativa entre a deslocação anterior do disco e a fixação do MPL superior apenas ao disco e não ao côndilo. O radiologista intérprete deve estar ciente da potencial armadilha de confundir o MPI inferior espessado com um disco deslocado anteriormente ("sinal do disco duplo") (Figura 12).

Osteocondrite dissecante e necrose avascular A osteocondrite dissecante (OCD) e a necrose avascular (AVN) do côndilo mandibular são entidades patológicas semelhantes que representam provavelmente um espetro da mesma fisiopatologia. As caraterísticas clínicas comuns da OCD/AVN do côndilo mandibular incluem dor e incapacidade articular. A dor é comum na articulação e ao longo da terceira divisão do nervo trigémeo. Outros sintomas incluem dor de cabeça ipsilateral, dor de ouvido e espasmo dos músculos mastigadores. Estes podem ocorrer com ou sem limitação dos movimentos articulares. A ressonância magnética é a modalidade de eleição para a avaliação da OCD/ARN do côndilo mandibular. Nos casos de AVN, há uma diminuição do sinal da medula óssea nas sequências ponderadas em T1. As sequências ponderadas em T2 demonstram caraterísticas de sinal variáveis com AVN precoce, cicatrização e TOC. A AVN precoce apresenta consistentemente um sinal elevado em T2WI e a OCD aguda demonstrou tipicamente um fragmento central hipointenso rodeado por uma zona de sinal mais elevado em ambas as sequências T1W e T2W. [79,80,90-94]

Embora a RM seja 78% sensível e 84% específica para o diagnóstico de NVA, o valor preditivo positivo é de apenas 54%, pois a esclerose condilar secundária a alterações degenerativas avançadas da ATM tem aparência semelhante na RM. As alterações radiológicas da OCD e da AVN do côndilo mandibular estão frequentemente associadas a derrame articular e desarranjo interno do disco (Figura 13). Corpos soltos Os corpos soltos numa articulação sinovial podem ser devidos a condromatose sinovial primária ou secundária. O tipo primário está associado a metaplasia cartilaginosa espontânea na sinóvia, enquanto o tipo secundário se deve à incorporação de corpos soltos osteocartilaginosos na sinóvia no contexto de doença articular degenerativa. Os sintomas clínicos comuns associados aos corpos soltos incluem dor, inchaço periauricular, diminuição da amplitude de movimento da mandíbula, crepitação e desvio unilateral da mandíbula durante a abertura da boca.

As radiografias panorâmicas da ATM podem ou não demonstrar corpos livres. A TC ou a RM de alta resolução podem demonstrar pequenos corpos soltos no espaço articular da ATM (Figura 14). Hipermobilidade Os doentes com uma ATM hipermóvel podem apresentar uma incapacidade de fechar a mandíbula (bloqueio de abertura) após uma abertura ampla da mandíbula. Isto ocorre como resultado da translação do côndilo para além das margens da fixação anterior da cápsula da ATM. O aprisionamento do côndilo ao longo da vertente anterior da eminência articular resulta de vários constrangimentos biomecânicos, nomeadamente da atividade dos músculos mastigadores. Em casos agudos, há pouca necessidade de estudos imagiológicos, uma vez que o bloqueio aberto é clinicamente evidente com uma história clínica relevante de abertura ampla da mandíbula ou trauma. Nos casos crónicos, a RM pode fornecer informações sobre a altura e a inclinação das eminências articulares, bem como sobre a forma e a posição do disco. [79,80,90-94]

Anquilose

A anquilose da ATM pode dever-se a aderências fibrosas ou a uma fusão óssea que resulta na restrição do movimento da mandíbula. Pode ocorrer como sequela de infeção prévia, cirurgia traumática e em doentes com artrite idiopática juvenil ou côndilos mandibulares bífidos. A artrografia por RM é útil para a avaliação de aderências fibrosas e a TAC tridimensional é necessária para o planeamento cirúrgico quando se suspeita de fusão óssea.

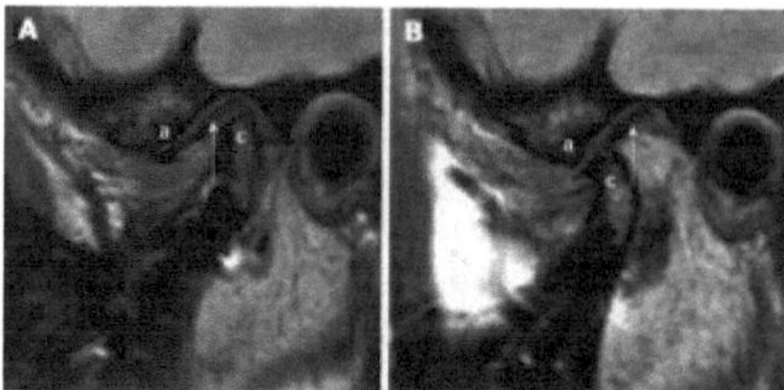

Figura 41: Disco preso. A: Ressonância magnética (RM) sagital ponderada em densidade de protões na posição de boca fechada demonstra uma posição aparentemente normal do disco (seta) em relação ao côndilo mandibular (a letra c). A letra "a" demonstra a eminência articular; B: Ressonância magnética (RM) sagital ponderada em densidade de prótons na posição de boca aberta demonstra ausência de movimento anterior do disco (seta) com o côndilo mandibular (a letra, c), *ou seja*, "preso" à fossa glenoide. A eminência articular é assinalada com a letra "a".

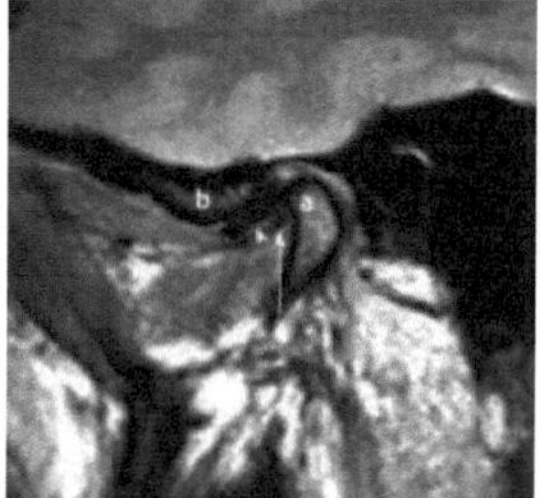

Figura 42: Sinal do disco duplo (espessamento do músculo pterigóideo lateral). A imagem sagital de densidade protónica de boca fechada demonstra o deslocamento anterior do disco (cabeça de seta). O músculo pterigóideo lateral espessado perto da fixação do côndilo mandibular (a letra a) aparece como uma estrutura hipointensa linear (seta branca) inferior ao disco na mesma orientação, dando a aparência de "disco duplo". A eminência articular é assinalada com a letra "b".

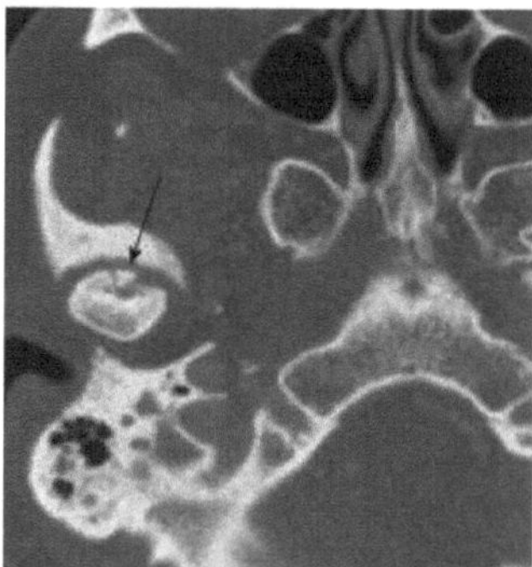

Figura 43: Osteocondrite dessecante. Tomografia axial computorizada ao nível da articulação temporomandibular demonstra um pequeno fragmento ósseo (seta) na face anterior do disco. Nota-se que há uma lucência linear circundando o fragmento ósseo.

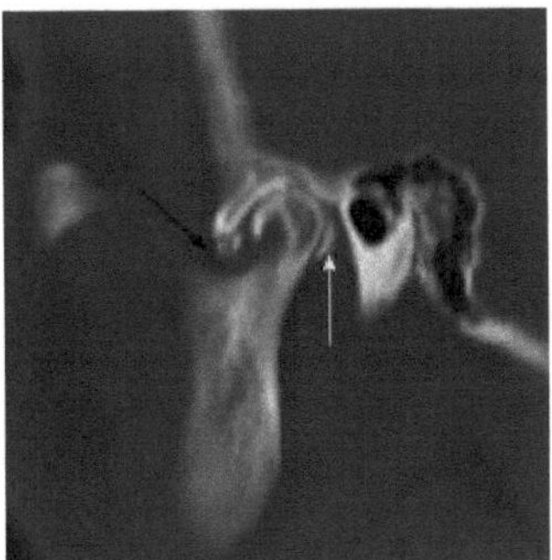

Figura 44: Corpos soltos. A reformatação sagital do conjunto de dados axiais demonstra múltiplos "corpos soltos" nas cavidades articulares, anteroinferiormente à eminência articular (seta preta) e imediatamente posterior ao côndilo mandibular (seta branca).

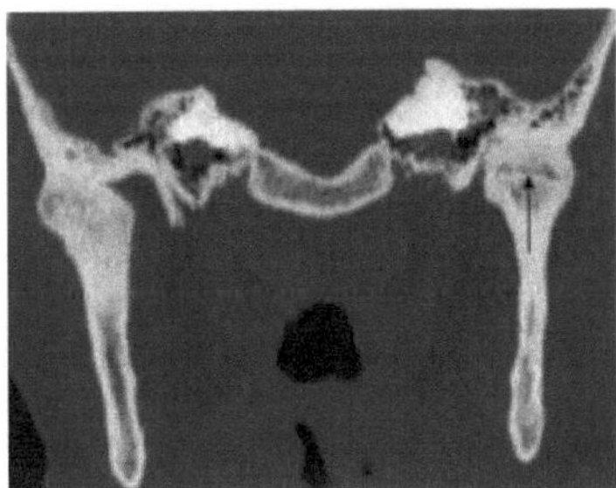

Figura 45: Anquilose. A reformatação coronal do conjunto de dados axiais demonstra uma anquilose completa da articulação temporomandibular (ATM) direita e uma anquilose quase completa da ATM esquerda com um espaço articular residual subtil no centro (seta preta).

TUMORES E AFECÇÕES TUMORAIS DA TMJ [67,95-99]

Os tumores e condições semelhantes a tumores podem afetar a ATM. Estas condições podem ter apresentações semelhantes, como dor, inchaço e limitação de movimentos. Condromatose sinovial A condromatose sinovial (CS) é uma doença benigna com condrometaplasia da membrana sinovial e formação de nódulos cartilaginosos. Estes nódulos podem desprender-se e formar corpos soltos que mais tarde calcificam. A condromatose sinovial envolve tipicamente grandes articulações, como o joelho, a anca e o cotovelo. É pouco frequente que a articulação temporomandibular seja afetada pela CC. A CS envolve tipicamente o compartimento superior da ATM, enquanto o envolvimento do compartimento inferior é raro e secundário à perfuração do disco articular. Os achados incomuns incluem erosão da cabeça do côndilo mandibular, da base do crânio temporal e extensão intracraniana. Os doentes apresentam tipicamente dor pré-auricular, inchaço, inflamação, limitação de movimentos e ruídos articulares.

Alguns pacientes também relatam disfunção neurológica, como dor de cabeça e perda auditiva. O diagnóstico da condromatose sinovial da ATM é difícil, pois é uma doença rara e pode ter achados semelhantes a doenças mais comuns, como condrocalcinose, osteoartrite e condrossarcoma. Os achados radiológicos da CS incluem corpos soltos calcificados, inchaço dos tecidos moles, alargamento do espaço articular, irregularidades da superfície articular e esclerose da fossa glenoide e/ou do côndilo mandibular. A TC mostra tipicamente nódulos calcificados em redor do côndilo mandibular com alterações degenerativas do côndilo.

A RM mostra normalmente um sinal misto de sólido e líquido relacionado com a metaplasia do tecido sinovial e o componente líquido das secreções sinoviais acumuladas. Os nódulos calcificados são hipointensos em T1/T2 com um derrame hiperintenso em T2 circundante e sinóvia proliferativa, que realça após a administração de contraste. A RM é preferida na avaliação da SC em relação à TC devido à capacidade de detetar corpos livres não calcificados, à ausência de radiação e à visualização do disco articular (Figura 19). O tratamento consiste na remoção cirúrgica dos corpos livres e na excisão da sinóvia metaplásica. Na SC em fase terminal sem atividade metaplásica sinovial, o tratamento é frequentemente não cirúrgico, com uma terapia destinada ao alívio dos sintomas.

Sinovite vilonodular pigmentada A sinovite vilonodular pigmentada (PVNS) é uma doença proliferativa benigna e não neoplásica das membranas sinoviais das articulações, bursas e bainhas tendinosas. A doença é tipicamente monoarticular e pode envolver qualquer articulação, mas é mais frequentemente observada no joelho. A PVNS primária da ATM é rara. Existem duas formas de PVNS: nodular e difusa. Os padrões nodulares mais comuns de PVNS incluem o tumor de células gigantes, o xantoma, o xantogranuloma e o mieloplaxoma, que afectam uma parte focal da sinóvia.

A PVNS difusa afecta quase toda a sinóvia. A etiologia exacta da PVNS não é clara. Foi originalmente postulada como sendo uma resposta inflamatória a um estímulo desconhecido. Outras teorias atribuem-na a uma hemorragia intra-articular repetitiva causada por traumatismo, a uma alteração do metabolismo lipídico ou a uma proliferação neoplásica benigna. O PVNS apresenta-se normalmente como um inchaço de crescimento lento e não sensível da articulação afetada. Os doentes com envolvimento da ATM podem apresentar uma massa pré-auricular com inchaço, dor, sensibilidade, estalidos, otalgia e perda de audição. O método mais sensível para a deteção do PVNS é a ressonância magnética, que demonstra hipointensidade T1/T2 e blooming nas sequências GRE devido à deposição de hemossiderina paramagnética. Pode haver um realce não homogéneo moderado a intenso da sinóvia. Os achados da TC são geralmente inespecíficos com erosão óssea, quistos subcondrais e uma massa de tecidos moles. O derrame articular pode ser denso devido à hemossiderina. O diagnóstico diferencial do PVNS na RM inclui condromatose sinovial, artrite reumatoide, sarcoma sinovial, hemofilia e hemangioma sinovial.

Neoplasias primárias e secundárias, e outras lesões O osteocondroma é a segunda lesão neoplásica mais comum que afecta a ATM. O osteocondroma, o osteoma e a hiperplasia condilar são muitas vezes difíceis de diferenciar, quer clinicamente, quer por imagem. A RM e a TC podem delinear a extensão exacta do tumor e a sua relação com as estruturas anatómicas da ATM. Também podem ocorrer cistos sinoviais, cistos ganglionares e cistos ósseos simples. Muitas neoplasias ósseas primárias benignas, como o condroblastoma, o osteoma, o osteoma osteoide, o osteoblastoma, o fibroma ossificante e o quisto ósseo aneurismático também podem envolver a ATM.

As neoplasias ósseas primárias malignas são extremamente raras na ATM, mas incluem o condrossarcoma e o sarcoma osteogénico. Também pode haver extensão de tumores de estruturas adjacentes para a ATM. Os tumores do ouvido externo e da glândula parótida podem se estender para a ATM. Menos de 1% de todos os tumores metastatizam para a região maxilofacial. O adenocarcinoma é o tumor metastático mais comum da mandíbula, representando cerca de 70% dos casos. As metástases relatadas para a ATM incluem mama, rim, pulmão, cólon, próstata, tiroide e primário testicular. [67,95-99]

Condições traumáticas [29]

O trauma da ATM inclui a fratura do processo condilar, a fratura da fossa mandibular e a luxação da ATM.

Fracturas - As fracturas mandibulares resultam normalmente de acidentes de viação e agressões. As fracturas do côndilo representam 25-50% das fracturas mandibulares e são classificadas como colo do côndilo (baixo, médio ou alto) e cabeça do côndilo (extra ou intracapsular). O deslocamento da fratura é geralmente medial devido à ação do músculo pterigoide lateral. A TC é útil na reconstrução multiplanar e na avaliação do processo zigomático adjacente e da lesão do canal auditivo externo.

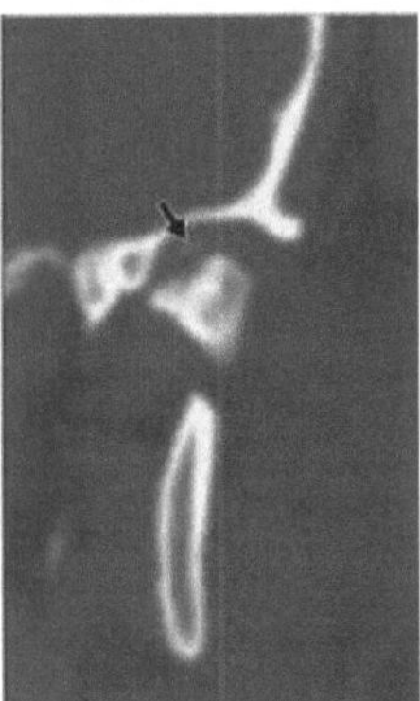

Figura 46: Homem de 25 anos com fratura por impactação. A imagem coronal de TC em janela óssea mostra uma fratura por impactação do côndilo mandibular, com um fragmento ósseo no espaço articular (*seta*). O côndilo também está subluxado medialmente em relação à fossa.

Luxação - A luxação da ATM pode ser traumática ou não traumática, como a precipitada por bocejo, alimentação, tratamento dentário ou intubação oral. A luxação da ATM é definida como um movimento excessivo do côndilo para a frente, para além da eminência articular, com separação completa das superfícies articulares e fixação do côndilo nessa posição. A luxação pode ser observada em exames de imagem quando há localização persistente do côndilo abaixo da eminência articular, tanto na posição de boca aberta quanto fechada. Podem ser observadas fracturas condilares associadas. Clinicamente, o doente não consegue fechar completamente a boca e tem dor e dificuldade em falar e engolir. Existe um risco acrescido de luxação em doentes com fossa articular pouco profunda ou doença do tecido conjuntivo.

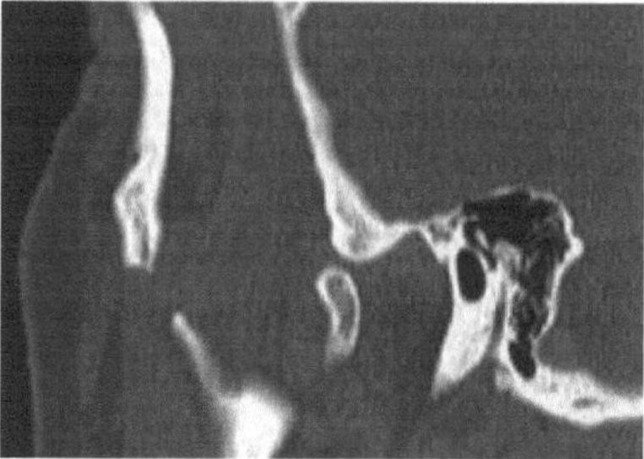

Figura 47: Homem de 33 anos com luxação devido a bocejo. A imagem sagital de TC em janela óssea mostra que o côndilo está deslocado anteriormente em relação à eminência articular.

Injeção terapêutica das articulações

Embora a artroscopia seja o tratamento primário para os doentes com desarranjo interno, pode ser tentado um tratamento não cirúrgico. Foi demonstrado que a injeção intra-articular de esteróides guiada por fluoroscopia aumenta a abertura ativa da boca em 10 mm. A injeção terapêutica é frequentemente utilizada em doentes com artrite inflamatória juvenil para manter uma função articular óptima, reduzir os sintomas orofaciais e evitar danos permanentes e alterações de crescimento desfavoráveis. No entanto, uma revisão sistemática da injeção de corticosteróides na ATM na artrite inflamatória juvenil encontrou apenas conclusões limitadas sobre a eficácia e nenhum dado de efeito a longo prazo sobre os resultados ou o efeito sobre as alterações de crescimento mandibular e/ou danos.

A técnica guiada por imagiologia envolve a palpação do bordo inferior do zigoma e do bordo posterior do côndilo da mandíbula. A injeção é efectuada com a boca bem aberta. Uma agulha de calibre 23 a 25 é inserida quase verticalmente (direcionada ligeiramente para a frente) na base do tragus. A ponta da agulha encontra-se intra-articularmente a cerca de 1,5 cm. O material de contraste que delineia o espaço articular confirma a localização intra-articular. Estudos recentes demonstraram que a injeção no espaço articular inferior ou no espaço articular duplo resulta numa maior abertura máxima da boca e no alívio da dor, em comparação com a injeção no espaço superior.[29,30]

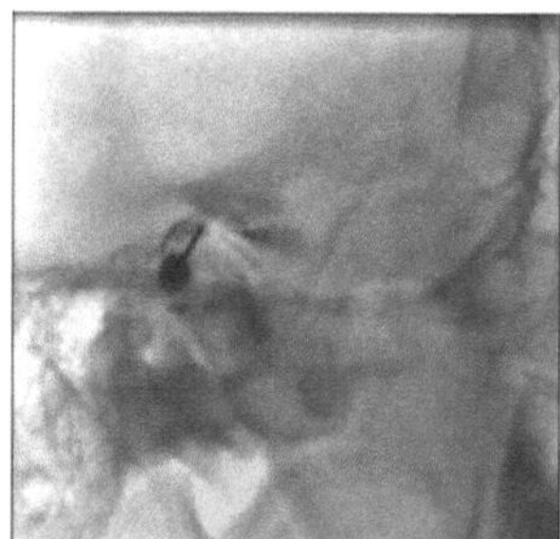

Figura 48: Mulher de 25 anos que recebeu injeção terapêutica. A imagem fluoroscópica lateral mostra a agulha no espaço discal e o agente de contraste a delinear a articulação temporomandibular, consistente com a localização intra-articular.

Artroplastia da articulação temporomandibular

Outra opção de tratamento, particularmente para os doentes em que as injecções articulares terapêuticas e a artroscopia falharam, é a substituição da ATM. Estão disponíveis próteses articulares parciais que substituem a eminência da fossa e próteses articulares totais. As próteses parciais podem ser compostas por material silástico ou metálico. Na substituição total da articulação, as estruturas neurovasculares e o disco são removidos e é implantado um dos vários dispositivos aprovados pela U.S. Food and Drug Administration. Estes dispositivos contêm normalmente um componente condilar metálico, um componente de malha ou de fossa metálica e material de polietileno de peso molecular ultra-elevado radiolúcido para a superfície articular.

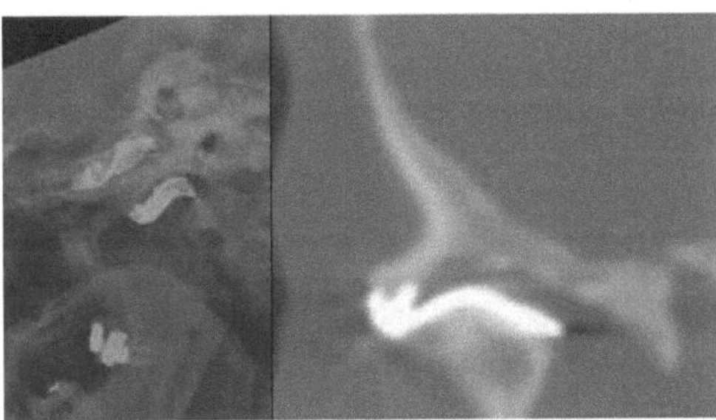

Figura 49: Mulher de 65 anos submetida a artroplastia da articulação temporomandibular (ATM).
A, Radiografia mostra substituição parcial bilateral da ATM como implantes metálicos da fossa articular.
B, A imagem sagital de TC em janela óssea mostra a artroplastia parcial da ATM da fossa articular de metal. Este actua como espaçador para manter o espaço articular, aliviar a dor e permitir a abertura da mandíbula e a funcionalidade alimentar.

Num estudo de 442 substituições totais da ATM em 288 pacientes, 69,5% apresentaram uma diminuição da interferência com a alimentação, 67,5% apresentaram menos dor e 44,6% apresentaram um aumento da abertura incisal aos 3 anos. Outro estudo de 103 articulações mostrou uma melhoria da dor, um aumento da abertura incisal máxima de 22-33 mm e uma melhoria da pontuação dietética no seguimento de 1 ano. As potenciais complicações da artroplastia da ATM incluem infeção; reação de corpo estranho ao metal ou ao polietileno; desgaste da fossa; disfunção do nervo facial; formação de neuroma; luxação, afrouxamento ou deslocamento do implante; formação de osso heterotópico; fratura do parafuso; e corrosão da superfície articular ou alterações degenerativas resultantes dos implantes.[29,30, 67,95-99]

Por conseguinte, o conhecimento da anatomia normal da ATM, do aspeto imagiológico esperado da secção transversal, do aspeto patológico e da técnica terapêutica é importante para um radiologista ajudar no tratamento de pacientes com disfunção da ATM.

GESTÃO

Gestão[7,101-103]

Dada a complexa etiologia biopsicossocial e multifatorial das DTM, o tratamento dirigido exclusivamente a factores mecânicos locais (por exemplo, a posição da mandíbula) não é consistente com a evidência atual. Em vez disso, a gestão deve centrar-se na abordagem da experiência de dor, da mandíbula e do funcionamento psicossocial. Dada a sua fraca correlação com a dor, a função, a incapacidade e o prognóstico, a presença de ruídos na ATM e os diagnósticos intra-articulares (DD e/ou DJD) só devem orientar a tomada de decisões de tratamento na presença de dor ou de uma clara incapacidade funcional (por exemplo, incapacidade de abrir bem a boca devido a um bloqueio intermitente ou persistente).

A educação sobre a natureza benigna e não progressiva das DTM e o fornecimento de um diagnóstico claro aos doentes, mesmo que provisório, são encorajados no primeiro ponto de contacto para reduzir o sofrimento desnecessário decorrente da incerteza em torno dos seus sintomas. As terapias conservadoras reversíveis são recomendadas como primeira linha de tratamento por consenso internacional, com base na evidência dos riscos e benefícios, e uma grande proporção de casos incidentes que se apresentam como autolimitados e progridem para a remissão nos primeiros 6-15 meses. Podem ser incluídas estratégias multimodais no plano de tratamento de acordo com a complexidade do caso e os factores contributivos identificados para cada doente.

Tratamentos reversíveis e conservadores[7,1o1-1o3]

Técnicas de auto-cuidado

Um programa de autogestão das DTM pode incluir a identificação, a monitorização e a prevenção das parafunções orais (por exemplo, cerrar os dentes durante o dia, roer as unhas, mastigar pastilhas elásticas), conselhos sobre a higiene do sono, consumo limitado de cafeína, dieta sem dor, automassagem, exercícios terapêuticos, terapia térmica e técnicas de relaxamento, como a respiração diafragmática. Os dados actuais são insuficientes para sugerir se os diagnósticos específicos de DTM requerem ou não modificações no protocolo de autogestão. Para além da gestão inicial, estas estratégias de autocuidado são também da maior importância para dar aos doentes alguma autonomia para controlar os seus sintomas em episódios recorrentes de DTM ou crises.

Aparelhos intra-orais

Várias revisões sistemáticas dos efeitos dos aparelhos oclusais na dor das DTMs sustentam que a tala de estabilização (isto é, um protetor bucal em acrílico duro ou polietileno macio que cobre totalmente as superfícies oclusais) usada nos dentes superiores ou inferiores durante a noite conduz a uma melhoria a curto prazo quando comparada com nenhum tratamento, mas a evidência é inconclusiva quando comparada com placebo (tala palatina não oclusiva). Os aparelhos de cobertura parcial, como a inibição nociceptiva do trigémeo (NTI) e os protectores bucais de venda livre, podem estar associados a complicações adversas, como alterações oclusais indesejadas.

Farmacoterapia

Uma revisão sistemática com meta-análise em rede da dor orofacial crónica apoia a eficácia a curto prazo (3 semanas) do relaxante muscular ciclobenzaprina para reduzir a dor muscular da DTM. A revisão também indicou possíveis efeitos da pomada tópica Ping-On e da melatonina, com base em um estudo cada. Na dor articular crónica da DTM, há evidências de anti-inflamatórios não esteróides (AINEs).

A utilização de fármacos neuromoduladores, como os antidepressivos tricíclicos, os inibidores da recaptação da serotonina-noradrenalina, as benzodiazepinas, a gabapentina e a pregabalina, bem como os adesivos de lidocaína, tem sido referida como sendo uma utilização "off-label", especialmente para o tratamento de casos mais complexos com dor persistente, comorbilidades e/ou com sensibilização central. No entanto, as provas disponíveis baseiam-se principalmente na sua utilização noutras condições de dor crónica e os potenciais mecanismos de ação específicos da DTM não são bem compreendidos. As cefaleias comórbidas, as perturbações do sono e os sintomas de ansiedade também devem ser considerados na seleção do tratamento. Uma avaliação exaustiva da história clínica deve ajudar a evitar interações graves com os medicamentos actuais ou outras reacções alérgicas e complicações conhecidas.

Terapias psicológicas e multimodais

Uma revisão sistemática e uma meta-análise do efeito da terapia cognitivo-comportamental (TCC) sugerem melhorias a longo prazo (>3 meses) na dor da DTM, na depressão e na interferência com as actividades, em comparação com os "cuidados habituais" (educação, aconselhamento e uma tala de estabilização), para a TCC isolada ou em combinação com biofeedback. Os doentes com dor de DTM e sintomas psicológicos importantes podem obter mais melhorias com o tratamento multimodal do que os doentes com deslocação do disco de DTM e dor sem sintomas psicológicos importantes. O biofeedback foi considerado superior ao controlo ativo e semelhante ao treino de relaxamento na redução da dor da DTM, mas não acrescentou um benefício significativo em comparação com a TCC isolada.

Fisioterapia

Embora os protocolos clínicos para as intervenções e os grupos de controlo variem, os ensaios clínicos aleatórios (ECR) de mobilização dos maxilares ou de exercícios de alongamento para a dor muscular da DTM sugerem melhorias na dor e na mobilidade dos maxilares em comparação com a educação e a estimulação trans-craniana por corrente contínua, bem como melhorias na dor em comparação com a tala de estabilização. Os ensaios clínicos randomizados de exercícios posturais sugerem melhorias na dor muscular da DTM e na mobilidade da mandíbula em comparação com a educação e a TCC.[78]

Para a dor articular da DTM, os ensaios clínicos randomizados de mobilização da mandíbula ou exercícios de alongamento sugerem melhorias na dor e na mobilidade da mandíbula em comparação com nenhum tratamento e tala de estabilização. As combinações de exercícios de fortalecimento e coordenação dos maxilares e de exercícios de mobilização e posturais melhoraram a dor e a mobilidade dos maxilares em comparação com a educação e a tala de estabilização.

Acupunctura, agulhamento seco e injeção de substâncias para a mialgia da DTM

Uma revisão sistemática que incluiu quatro pequenos ensaios clínicos randomizados de acupunctura (tradicional, ponto de gatilho e laser) fornece evidências de uma melhoria a curto prazo na dor muscular da DTM em comparação com a acupunctura placebo, bem como resultados semelhantes aos da tala de estabilização. Outra revisão sistemática e meta-análise, incluindo 13 estudos sobre DTM, encontrou melhorias na dor muscular da DTM com a acupunctura em comparação com a acupunctura placebo (simulada).

Embora não tenha sido possível realizar uma meta-análise devido à heterogeneidade dos estudos, uma revisão sistemática encontrou apoio para melhorias a curto prazo na dor muscular da DTM para o agulhamento seco superior ao falso agulhamento e a uma combinação de metocarbamol/paracetamol, mas semelhante às injecções de anestésicos locais.

Tratamentos irreversíveis e invasivos[7,101-103]

Tendo em conta a etiologia biopsicossocial da DTM, a sua evolução natural e as taxas de sucesso da terapêutica reversível e conservadora, apenas uma pequena minoria dos casos de dor crónica da DTM com grave incapacidade funcional pode beneficiar de procedimentos minimamente invasivos e invasivos. Não existem ferramentas preditivas suficientes para o prognóstico e a eficácia do tratamento da DTM,[82] e o insucesso dos tratamentos reversíveis e conservadores, por si só, não é uma indicação para avançar para abordagens irreversíveis e invasivas. Além disso, uma vez que as DTM crónicas requerem geralmente uma gestão a longo prazo dos sintomas de episódios recorrentes, é necessário estabelecer expectativas adequadas.

Tratamentos cirúrgicos para perturbações intra-articulares da ATM (por exemplo, deslocações do disco e doença articular degenerativa) e artralgia da ATM

' Uma revisão sistemática relatou melhorias na dor articular da DTM com injecções intra-articulares de ácido hialurónico (AH) e corticosteroide em comparação com a injeção de placebo,[73] mas não houve comparação com o tratamento conservador. Não houve evidência de diferenças entre HA ou plasma rico em factores de crescimento (PRGF), entre HA de baixo ou médio peso, entre a técnica de injeção de HA com uma ou duas agulhas, ou entre artrocentese com ou sem HA.

Ortodontia e ajustamentos oclusais

Não existem provas da eficácia do ajustamento oclusal em comparação com o placebo no tratamento ou prevenção das DTM, incluindo a posição oclusal terapêutica ou o equilíbrio por meios ortopédicos, ortodônticos ou protéticos. Embora a oclusão tenha uma importância funcional evidente para a mastigação e deva ser gerida com cuidado na prática dentária, as provas actuais não apoiam um papel causal na fisiopatologia das DTM[7,101,103]

AVANÇOS RECENTES

O exame físico continua a ser importante, assim como uma história completa, de modo a identificar um potencial envolvimento da ATM. No entanto, é evidente que o exame por si só é insuficiente para o rastreio na população com AIJ. O TMJaw Working Group desenvolveu um protocolo de exame de seis pontos, simples e eficiente, mas que deve ser complementado com exames imagiológicos. Recomenda-se que os doentes sejam submetidos a exames regulares centrados na ATM como parte das avaliações reumatológicas/IAJ iniciais, bem como aquando do acompanhamento anual, de modo a determinar a presença ou progressão da doença

A imagiologia destes doentes torna-se crítica tendo em conta a frequente ausência de sintomas na presença de doença precoce ou mesmo destrutiva tardia. Felizmente, o desenvolvimento de diretrizes, protocolos e recursos recentes reduz o número de doentes que não são detectados ou que são mal tratados. Para um rastreio adequado para avaliar a sinovite ou a doença articular precoce, a RM com contraste de gadolínio é ideal. Além disso, a maior disponibilidade de ímanes de 3,0 T nos últimos anos também melhorou a capacidade de diagnóstico.[67,104]

É importante que o cirurgião responsável pelo tratamento comunique claramente com a equipa de radiologia para garantir a obtenção de imagens adequadas, especialmente no caso de crianças que possam necessitar de sedação ou para as quais seja desejável um exame abreviado. Um "protocolo mínimo necessário" inclui várias sequências (T2 ou STIR oblíquo sagital com supressão de gordura, T1 TSE oblíquo sagital, T1 TSE coronal e T1 ponderado em FS com contraste), enquanto um "protocolo ideal" mais longo acrescenta sequências T1 oblíquo sagital com supressão de gordura, densidade de protões e eco de gradiente. A utilização de um sistema de pontuação para a saúde das articulações com base nestes protocolos ajuda a estadiar a doença ou a monitorizar a progressão/quiescência. Outras melhorias nas técnicas de imagiologia, como a RM com realce dinâmico de contraste e a RM de ossos negros, potenciam a deteção precoce e a discriminação da doença para permitir um tratamento mais completo e atempado desta população de doentes.

Atualmente, outros meios de diagnóstico permanecem incertos ou controversos na literatura científica. Além disso, a RMN é útil para detetar inflamação e alterações ósseas, mas não é necessariamente específica para a AIJ como etiologia destes achados. A TC ou a TC de feixe cónico podem ajudar a detetar alterações ósseas ou a avaliar alterações craniofaciais em indivíduos afectados, mas não ajudam a monitorizar a inflamação dos tecidos moles. [67,104]

CONCLUSÃO

O diagnóstico e a gestão das desordens temporomandibulares (DTM) requerem exames clínicos e imagiológicos da articulação temporomandibular (ATM). Podem ser utilizadas várias modalidades para obter imagens da ATM, incluindo a ressonância magnética (RM), a tomografia computorizada (TC), a TC de feixe cónico, a ultrassonografia e a radiografia convencional.

A dissertação delineou as indicações das técnicas de imagem mais frequentemente utilizadas no diagnóstico das DTMs. Devido à complexidade anatómica da ATM, a imagiologia pode ser difícil. A escolha da técnica de imagem adequada é essencial.

Atualmente, a radiografia convencional tem um interesse limitado. A utilização de películas planas para a patologia da ATM não é suficiente, uma vez que esta articulação requer imagens tridimensionais. As alterações ósseas são melhor visualizadas com a TC e a TC de feixe cónico. A TC de feixe cónico fornece uma reconstrução multiplanar de alta resolução da ATM, com uma dose de radiação baixa, sem sobreposição das estruturas ósseas.

A RM é uma técnica não invasiva, considerada o padrão de ouro na imagiologia dos componentes dos tecidos moles da ATM. A RM é utilizada para avaliar o disco articular em termos de localização e morfologia. Além disso, podem ser determinados os sinais precoces de DTM e a presença de derrame articular.

A ultrassonografia de alta resolução é uma técnica de imagem não invasiva, dinâmica e de baixo custo, que pode ser útil no diagnóstico de deslocamentos do disco da ATM. O valor diagnóstico da ultrassonografia de alta resolução é estritamente dependente das habilidades do examinador e do equipamento utilizado.

Estudos adicionais realizados com as mais recentes técnicas de imagiologia permitirão uma melhor compreensão das fontes de dor na ATM e de qualquer discrepância entre os achados imagiológicos e os sintomas dos doentes.

REFERÊNCIAS

1. Bender ME, Lipin RB, Goudy SL. Desenvolvimento da articulação temporomandibular pediátrica. Oral Maxillofac Surg Clin North Am. 2018 Feb;30(1):1-9.

2. Verónica Iturriaga Thomas Bornhardt· Nicol Velasquez· Articulação Temporomandibular: Revisão da Anatomia e Implicações Clínicas. Dent Clin North Am 2023 Apr;67(2):199-209.

3. Wadhwa S, Kapila S. TMJ disorders: future innovations in diagnostics and therapeutics (Distúrbios da ATM: inovações futuras no diagnóstico e na terapêutica). J Dent Educ. 2008 Aug;72(8):930-47

4. LeResche L. Epidemiologia das desordens temporomandibulares: implicações para a investigação de factores etiológicos. Crit Rev Oral Biol Med. 1997;8:291-305.

5. Solberg WK. Epidemiologia, incidência e prevalência de desordens temporomandibulares: uma revisão. Apresentado na Conferência do Presidente sobre o Exame, Diagnóstico e Tratamento das Desordens Temporomandibulares; Chicago. 1982

6. Maixner W et al. Estudo de Avaliação Prospetiva e de Avaliação de Risco da Dor Orofacial - O estudo OPPERA. J. Pain 12, T4-T11.e2 (2012).

7. Kapos FP, Exposto FG, Oyarzo JF, Durham J. Desordens temporomandibulares: uma revisão dos conceitos actuais em etiologia, diagnóstico e gestão. Oral Surg. 2020 Nov;13(4):321-334.

8. Bair E et al. Identification of clusters of individuals relevant to temporomandibular disorders and other chronic pain conditions: O estudo OPPERA. Pain 157, 1266-1278 (2016).

9. Meloto CB et al. Preditores clínicos de desordem temporomandibular persistente em pessoas com desordem temporomandibular de início precoce: Um estudo prospetivo de caso-controlo. J. Am. Dent. Assoc 150, 572-581.e10 (2019).

10. Suvinen TI, Reade PC, Kemppainen P, Könönen M & Dworkin SF Revisão dos conceitos etiológicos das perturbações da dor temporomandibular: Rumo a um modelo biopsicossocial para a integração de factores de perturbação física com factores de impacto psicológico e psicossocial da doença. Eur. J. Pain 9, 613-633 (2005).

11. ROBERT L. GAUER, E MICHAEL J. SEMIDEY. Um artigo mais recente sobre distúrbios temporomandibulares. Am Fam Physician. 2015;91(6):378-386

12.   Greess H, Anders K. [Indicações para a validade da tomografia computorizada e da ressonância magnética da articulação temporomandibular] Rontgenpraxis. 2005;56:1-11.

13.   Takaku S, Sano T, Yoshida M, Toyoda T. Uma comparação entre a ressonância magnética e os achados patológicos em pacientes com deslocação do disco. J Oral Maxillofac Surg. 1998;56:171-6.

14.   Bordoni B, Varacallo M. Anatomia, Cabeça e Pescoço, Articulação Temporomandibular. [Atualizado em 2023 Jul 17]. In: StatPearls [Internet]. Treasure Island (FL): StatPearls Publishing; 2023 Jan-. Disponível em: https://www.ncbi.nlm.nih.gov/books/NBK538486

15.   C. Tran, K. Ghahreman, C. Huppa, J.E. Gallagher Gestão de distúrbios temporomandibulares: uma revisão rápida de revisões sistemáticas e diretrizesInternational Journal of Oral and Maxillofacial Surgery Volume 51, Edição 9, setembro de 2022, Páginas 1211-1225

16.   Han, M.D., Lieblich, S.E. (2022). Anatomia e Fisiopatologia da Articulação Temporomandibular. Em: Miloro, M., Ghali, G.E., Larsen, P.E., Waite, P. (eds) Peterson's Principles of Oral and Maxillofacial Surgery. Springer, Cham. https://doi.org/10.1007/978-3-030-91920-7_51

17.   Shibukawa Y, Young B, Wu C, Yamada S, Long F, Pacifici M, et al. A formação da articulação temporomandibular e o crescimento do côndilo requerem a sinalização do ouriço indiano. Dev Dyn. 2007;236:426-34.

18.   Okesson J. Gestão de desordens temporomandibulares e oclusão. 4. St. Louis: Mosby; 1998.

19.   Laskin GC, Hylander W. TMD's: an evidence-based approach to diagnosis and treatment (DTMs: uma abordagem baseada em evidências para o diagnóstico e tratamento). Chicago: Quintessence; 2006.]

20.   Greg Wilkie , Ziad Al-Ani Anatomia, função e relevância clínica da articulação temporomandibular Br Dent J 2022 Oct;233(7):539-546.

21.   Milam SB. Patogénese das artrites degenerativas da articulação temporomandibular. Odontology. 2005;93:7-15.

22.   Shen G, Darendeliler MA. A remodelação adaptativa da cartilagem condilar: uma transição da condrogénese para a osteogénese. J Dent Res. 2005;84:691-9.

23.   Garant P. Oral cells and tissues. New Malden, Surrey, Reino Unido: Quintessence Publishing Co. Ltd; 2003.

24.   Luyten FP. Uma base científica para a regeneração biológica das articulações sinoviais. Oral Surg Oral Med Oral Pathol Oral Radiol Endod. 1997;83:167-9

25.   Talmaceanu D, Lenghel LM, Bolog N, Hedesiu M, Buduru S, Rotar H, Baciut M, Baciut G. Imaging modalities for temporomandibular joint disorders: an update. Clujul Med. 2018 Jul;91(3):280-287

26.   De Leeuw R, Klasser G. Orofacial Pain: Guidelines for assessement, diagnosis and management (Dor Orofacial: Diretrizes para avaliação, diagnóstico e gestão). 5th ed. Chicago: Quintessence Publishing Co., Inc; 2013. pp. 127-137.

27.   Schiffman E, Ohrbach R, Truelove E, Look J, Anderson G, Goulet JP, et al. Critérios de diagnóstico para distúrbios temporomandibulares (DC/TMD) para aplicações clínicas e de investigação: recomendações da Rede Internacional do Consórcio RDC/TMD* e do Grupo de Interesse Especial em Dor Orofacial† J Oral Facial Pain Headache. 2014;28:6-27.

28.   Droter JR. Uma abordagem ortopédica ao diagnóstico e tratamento de distúrbios da articulação temporomandibular. Dent Today. 2005;24(11):82, 84-88

29.   Krjodkar

30.   Stuart C. White, Micheal J Pharoh, Radiologia Oral e Interpretação Mosby 2005

31.   Goaz PW, White SC. Exame extra-oral em radiologia oral. Princípios e Interpretação, 3ª ed. St Louis, CV Mosby 1994;299-313.

32.   Whaites E, (prefácio de Cawson RA) (2007). Essentials of dental radiography and radiology (4ª ed.). Edinburgh: Churchill Livingstone. pp. 187-206.

33.   Laskin DM. Cirurgia Oral e Maxilofacial. CV Mosby Co.Vol I 1980;413.

34.   Różyło-Kalinowska, I. Radiografia panorâmica em odontologia. Clin Dent Rev 5, 26 (2021

35.   Carter, LC; Haller, AD; Nadarajah, V; Calamel, AD; Aguirre, A (1997). "Utilização de radiografia panorâmica numa população dentária ambulatória para detetar pacientes em risco de acidente vascular cerebral". Jornal da Associação Dentária Americana. 128 (7): 977-84.

36.   Eva Levring Jäghagen - Jan AhlqvistArtrografia da articulação temporomandibular: principais aplicações diagnósticas e terapêuticas Clinical Dentistry Reviewed (2020) 4:2 https://doi.org/10.1007/s41894-019-0064-6

37.   Levring Jäghagen E, Ahlqvist J (2019) Capítulo 16, artrografia da articulação temporomandibular e tratamento com esteróides guiado por artrografia. Em: Rozylo-Kalinowska I, Orhan K (eds) Imaging of the temporomandibular joint. Springer Nature Switzerland AG. https ://doi.org/10.1007/978-3-319-99468 - 0_16. (ISBN 978-3-319-99467-3)

38.   Ahlqvist J, Isberg A (2001) Capítulo 16, Radiographic imaging. In: Isberg A (ed) Temporomandibular joint dysfunction: a practitioner's guide. ISIS Medical Media Ltd, Oxford, p 187. (ISBN 1901865444)

39.   Stoustrup P, Kristensen KD, Verna C, Kùseler A, Pedersen TK, Herlin T (2013) Injecções intra-articulares de esteróides para a artrite da articulação temporomandibular na artrite idiopática juvenil: uma revisão sistemática da eficácia e segurança. Semin Arthritis Rheum 43(1):63-70

40.   Stojanovic MP, Vu T-N, Caneris O, Slezak J, Cohen SP, Sang CN (2002) O papel da fluoroscopia nas injecções de esteróides epidurais cervicais. Spine 27(5):509-514

41.   Habib GS (2009) Efeitos sistémicos dos corticosteróides intra-articulares. Clin Rheumatol 28(7):749-756

42.   Ahlqvist J, Legrell PE (1993) Uma técnica para a administração exacta de corticosteróides na articulação temporomandibular. Relatório técnico. DMFR 22:211-213

43.   Brooks SL, Brand JW, Gibbs SJ, Hollender L, Lurie AG, Omnell KA, et al. Imagiologia da articulação temporomandibular: um documento de posição da Academia Americana de Radiologia Oral e Maxilofacial. Oral Surg Oral Med Oral Pathol Oral Radiol Endod. 1997;83(5):609-618.

44.   Pullinger AG, Hollender L, Solberg WK, Petersson A. Um estudo tomográfico da posição do côndilo mandibular numa população assintomática. J Prosthet Dent. 1985;53:706-713.

45.   Blaschke DD, Blaschke TJ. Relação óssea normal da ATM em oclusão cêntrica. J Dent Res. 1981;60:98-104.

46.   Paknahad M, Shahidi S, Iranpour S, Mirhadi S, Paknahad M. Avaliação Tomográfica Computorizada de Feixe Cónico da Posição Condilar Mandibular em Pacientes com Disfunção da Articulação Temporomandibular e em Indivíduos Saudáveis. Int J Dent. 2015;2015:301796. doi: 10.1155/2015/301796. [PubMed] [CrossRef]

47.   Paknahad M, Shahidi S. Associação entre a posição do côndilo mandibular e o índice de disfunção clínica. J Craniomaxillofac Surg. 2015;43(4):432-436.

48.   Al-Rawi NH, Uthman AT, Sodeify SM. Análise espacial dos côndilos mandibulares em pacientes com desordens temporomandibulares e controlos normais utilizando tomografia computorizada de feixe cónico. Eur J Dent. 2017;11(1):99-105.

49.   Kurita H, Ohtsuka A, Kobayashi H, Hurashina K. Um estudo da relação entre a posição da cabeça do côndilo e a deslocação do disco da articulação temporomandibular. Dentomaxilofac Radiol. 2001;30:162-165.

50. Ozawa S, Boering G, Kawata T, Tanimoto K, Tanne K. Reconsideração da posição condilar da ATM durante o desarranjo interno: comparação entre a posição condilar no tomograma e o grau de deslocação do disco na RM. Cranio. 1999;17(2):93-100.

51. Smith SR, Matteson SR, Phillips C, Tyndall DA. Análise quantitativa e subjectiva das radiografias da articulação temporomandibular. J Prosthet Dent. 1989;62:456-463.

52. Baba IA, Najmuddin M, Shah AF, Yousuf A. Imagiologia da ATM: Uma revisão. Revista Internacional de Investigação Médica Contemporânea. 2016;3(8):2253-2256.

53. Sano T, Westesson PL, Larheim TA, Takagi R. A associação da dor na articulação temporomandibular com medula óssea anormal no côndilo mandibular. J Oral Maxillofac Surg. 2000;58:254-257.

54. Bertram S, Rudisch A, Innerhofer K, Pümpel E, Grubwieser G, Emshoff R. Diagnosticar o desarranjo interno da ATM e a osteoartrite com imagens de ressonância magnética. J Am Dent Assoc. 2001;132:753-761.

55. Tanimoto K, Petersson A, Rohlin M, Hansson LG, Johansen CC. Comparação da tomografia computorizada com a tomografia convencional na avaliação da doença da articulação temporomandibular: um estudo de espécimes de autópsia. Dentomaxillofac Radiol. 1990;19:21-27.

56. Caruso S, Storti E, Nota A, Ehsani S, Gatto R. Anatomia da articulação temporomandibular avaliada por imagens de TCFC. Biomed Res Int. 2017;2017:2916953.

57. Westesson PL, Katzberg RW, Tallents RH, Sanchez-Woodworth RE, Svensson SA. TC e RM da articulação temporomandibular: comparação com amostras de autópsia. AJR Am J Roentgenol. 1987;148:1165-1171.

58. Maffe MF, Heffez L, Campos M, Backus P, Kahen HL, Langer BG, et al. Articulação temporomandibular: papel do artrograma com contraste de ar da TC sagital direta e da RM. Otorynogol Clin North Am. 1988;21:575-588.

59. Bonilla-Aragon H, Tallents RH, Katzberg RW, Kyrkanides S, Moss ME. Posição do côndilo como um preditor de desarranjo interno da articulação temporomandibular. J Prosthet Dent. 1999;82(2):205-208.

60. Larheim TA, Abrahamsson AK, Kristensen M, Arvidsson LZ. Diagnóstico da articulação temporomandibular usando CBCT. Dentomaxillofac Radiol. 2015;44(1):20140235. doi: 10.1259/dmfr.20140235. [PubMed] [CrossRef]

61. Talaat W, Al Bayatti S, Al Kawas S. Análise de CBCT das alterações ósseas associadas a desordens temporomandibulares. Cranio. 2016;34(2):88-94. [PubMed] [

62. Harms SE, Wilk RM. Imagem por ressonância magnética da articulação temporomandibular. Radiographics 1987; 7: 521-542 [PMID: 3448646 DOI: 10.1148/radiographics.7.3.3448646]

63. Katzberg RW. Imagem da articulação temporomandibular. Radiologia 1989; 170: 297-307 [PMID: 2643133]

64. Rao VM, Bacelar MT. Imagens de RM da articulação temporomandibular. Magn Reson Imaging Clin N Am 2002; 10: 615-630

65. Aiken A, Bouloux G, Hudgins P. Imagens de RM da articulação temporomandibular. Magn Reson Imaging Clin N Am 2012; 20: 397-412

66. Westesson PL O-YM, Sano T, Okano T. Anatomia, Patologia e Imagiologia da Articulação Temporomandibular. Em: Som PM, Curtin HD, ed. Head and Neck Imaging-2 Volume Set, 5th Edition. St. Louis: Mosby, 2011: 1547-613

67. AK, Gaddikeri S, Singhal A, Hardin S, Tran BD, Medina JA, Curé JK. Imagiologia da articulação temporomandibular: Uma atualização. World J Radiol 2014; 6(8): 567-582 Disponível em: URL: http://www.wjgnet.com/1949-8470/full/v6/i8/567.htm DOI: http:// dx.doi.org/10.4329/wjr.v6.i8.567

68. Alomar X, Medrano J, Cabratosa J, Clavero JA, Lorente M, Serra I, Monill JM, Salvador A. Anatomia da articulação temporomandibular. Semin Ultrasound CT MR 2007; 28: 170-183 [PMID: 17571700 DOI: 10.1053/j.sult.2007.02.002]

69. Dennison J, Mahoney P, Herbison P, Dias G. Os côndilos bífidos falsos e verdadeiros. Homo 2008; 59: 149-159

70. Lacout A, Marsot-Dupuch K, Smoker WR, Lasjaunias P. Foramen tympanicum, ou foramen de Huschke: casos patológicos e estudo anatómico por TC. AJNR Am J Neuroradiol 2005; 26: 1317-1323 [PMID: 15956489]

71. Tozoglu U, Caglayan F, Harorli A. Foramen tympanicum ou foramen de Huschke: estudo anatómico por TC de feixe cónico. Dentomaxillofac Radiol 2012; 41: 294-297 [PMID: 22517996]

72. Tank W, Wright D, Iizuka T. Displasia unilateral do côndilo mandibular: relato de um caso. J Oral Maxillofac Surg 1998; 56: 765-769 [PMID: 9632337]

73. Berger SS, Stewart RE. Hipoplasia mandibular secundária a trauma perinatal: relato de caso. J Oral Surg 1977; 35: 578-582 [PMID: 267174]

74. Kaneyama K, Segami N, Hatta T. Deformidades congénitas e anomalias de desenvolvimento do côndilo mandibular na articulação temporomandibular. Congenit Anom (Kyoto) 2008; 48: 118-125 [PMID: 18778456 DOI: 10.1111/j.1741-4520. 2008.00191.x]

75.   Wolford LM. Reabsorção condilar idiopática da articulação temporomandibular em raparigas adolescentes (síndrome das líderes de claque). Proc (Bayl Univ Med Cent) 2001; 14: 246-252 [PMID: 16369629]

76.   Angiero F, Farronato G, Benedicenti S, Vinci R, Farronato D, Magistro S, Stefani M. Hiperplasia condilar mandibular: considerações clínicas, histopatológicas e de tratamento. Cranio 2009; 27: 24-32 [PMID: 19241796]

77.   Ladeira DB, Barbosa GL, Nascimento MC, Cruz AD, Freitas DQ, Almeida SM. Prevalência e caraterísticas da pneumatização do osso temporal avaliada por tomografia computadorizada de feixe cônico. Int J Oral Maxillofac Surg 2013; 42: 771-775 [PMID: 23290566]

78.   Miloglu O, Yilmaz AB, Yildirim E, Akgul HM. Pneumatização da eminência articular na tomografia computorizada de feixe cónico: prevalência, caraterísticas e uma revisão da literatura. Dentomaxillofac Radiol 2011; 40: 110-114 [PMID: 21239574]

79.   Rudisch A, Innerhofer K, Bertram S, Emshoff R. Achados de ressonância magnética de desarranjo interno e efusão em pacientes com dor na articulação temporomandibular unilateral. Oral Surg Oral Med Oral Pathol Oral Radiol Endod 2001; 92: 566-571 [PMID: 11709695 DOI: 10.1067/moe.2001.116817]

80.   Cholitgul W, Nishiyama H, Sasai T, Uchiyama Y, Fuchihata H, Rohlin M. Achados clínicos e de ressonância magnética na deslocação do disco da articulação temporomandibular. Dentomaxillofac Radiol 1997; 26: 183-188 [PMID: 9442605 DOI: 10.1038/sj.dmfr.4600239]

81.   Cannizzaro E, Schroeder S, Müller LM, Kellenberger CJ, Saurenmann RK. Envolvimento da articulação temporomandibular em crianças com artrite idiopática juvenil. J Rheumatol 2011; 38: 510-515 [PMID: 21159837 DOI: 10.3899/jrheum.100325]

82.   Twilt M, Mobers SM, Arends LR, ten Cate R, van SuijlekomSmit L. Envolvimento temporomandibular na artrite idiopática juvenil. J Rheumatol 2004; 31: 1418-1422 [PMID: 15229966]

83.   Weiss PF, Arabshahi B, Johnson A, Bilaniuk LT, Zarnow D, Cahill AM, Feudtner C, Cron RQ. Elevada prevalência de artrite da articulação temporomandibular no início da doença em crianças com artrite idiopática juvenil, detectada por ressonância magnética mas não por ultra-sons. Arthritis Rheum 2008; 58: 1189-1196 [PMID: 18383394 DOI: 10.1002/art.23401]

84.   Koh ET, Yap AU, Koh CK, Chee TS, Chan SP, Boudville IC. Distúrbios temporomandibulares na artrite reumatoide. J Rheumatol 1999; 26: 1918-1922 [PMID: 10493669]

85.   Yoshida A, Higuchi Y, Kondo M, Tabata O, Ohishi M. Amplitude de movimento da articulação temporomandibular na artrite reumatoide: relação com a gravidade da doença. Cranio 1998; 16: 162-167 [PMID: 9852809]

86.   Kretapirom K, Okochi K, Nakamura S, Tetsumura A, Ohbayashi N, Yoshino N, Kurabayashi T. Caraterísticas de ressonância magnética da artrite reumatoide na articulação temporomandibular. Dentomaxillofac Radiol 2013; 42: 31627230 [PMID: 22842633 DOI: 10.1259/dmfr/31627230]

87.   Tanaka E, Detamore MS, Mercuri LG. Distúrbios degenerativos da articulação temporomandibular: etiologia, diagnóstico e tratamento. J Dent Res 2008; 87: 296-307 [PMID: 18362309]

88.   Hussain AM, Packota G, Major PW, Flores-Mir C. Papel de diferentes modalidades de imagem na avaliação de erosões e osteófitos da articulação temporomandibular: uma revisão sistemática. Dentomaxillofac Radiol 2008; 37: 63-71 [PMID: 18239033 DOI: 10.1259/dmfr/16932758]

89.   Matsumura Y, Nomura J, Nakanishi K, Yanase S, Kato H, Tagawa T. Condromatose sinovial da articulação temporomandibular com doença de deposição de cristais de pirofosfato de cálcio di-hidratado (pseudogota). Dentomaxillofac Radiol 2012; 41: 703-707 [PMID: 23166363 DOI: 10.1259/dmfr/24183821]

90.   Som PM, Bergeron RT. Head and neck imaging. 2ª ed. St. Louis: Mosby Year Book, 1991

91.   de Leeuw R, Boering G, Stegenga B, de Bont LG. Posição e configuração do disco articular da ATM 30 anos após o diagnóstico inicial de desarranjo interno. J Oral Maxillofac Surg 1995; 53: 234-241; discussão 241-242 [PMID: 7861272]

92.   Suenaga S, Hamamoto S, Kawano K, Higashida Y, Noikura T. Imagens dinâmicas de RM da articulação temporomandibular em pacientes com artrose: relação entre o realce de contraste da fixação do disco posterior e a dor na articulação. AJR Am J Roentgenol 1996; 166: 1475-1481 [PMID: 8633468 DOI: 10.2214/ajr.166.6.8633468]

93.   Helms CA, Kaban LB, McNeill C, Dodson T. Articulação temporomandibular: morfologia e caraterísticas de intensidade de sinal do disco em imagens de RM. Radiologia 1989; 172: 817-820 [PMID: 2772194]

94.   Chossegros C, Cheynet F, Guyot L, Bellot-Samson V, Blanc JL. Deslocamento posterior do disco da ATM: evidência de RM em dois casos. Cranio 2001; 19: 289-293

95.   Kahraman AS, Kahraman B, Dogan M, Firat C, Samdanci E, Celik T. Condromatose sinovial da articulação temporomandibular: achados radiológicos e histopatológicos. J Craniofac Surg 2012; 23: 1211-1213 [PMID: 22801131 DOI: 10.1097/ SCS.0b013e3182564a6e]

96.   Wang P, Tian Z, Yang J, Yu Q. Condromatose sinovial da articulação temporomandibular: Achados de ressonância magnética com comparação patológica. Dentomaxillofac Radiol 2012; 41: 110-116 [PMID: 22116129 DOI: 10.1259/dmfr/36144602]

97.   Giannakopoulos H, Chou JC, Quinn PD. Sinovite vilonodular pigmentada da articulação temporomandibular. Ear Nose Throat J 2013; 92: E10-E13 [PMID: 23904309]

98.   Kim KW, Han MH, Park SW, Kim SH, Lee HJ, Jae HJ, Kang JW, Chang KH. Sinovite vilonodular pigmentada da articulação temporomandibular: Achados de RM em quatro casos. Eur J Radiol 2004; 49: 229-234 [PMID: 14962652 DOI: 10.1016/S0720048X(03)00099-8]

99.   Le WJ, Li MH, Yu Q, Shi HM. Sinovite vilonodular pigmentada da articulação temporomandibular: Achados de imagem de TC. Clin Imaging 2014; 38: 6-10 [PMID: 24100118 DOI: 10.1016/ j.clinimag.2013.08.011]

100.   Greene CS Managing the Care of Patients With Temporomandibular Disorders (Gerir os Cuidados de Pacientes com Perturbações Temporomandibulares): Uma nova diretriz de cuidados. J. Am. Dent. Assoc 141, 1086-1088 (2010).

101.   Durham J et al. Distúrbios temporomandibulares (DTMs): uma atualização e orientações de gestão para os cuidados primários do Grupo de Interesse Especializado do Reino Unido em Dor Orofacial e DTMs (USOT). (2013).

102.   Durham J et al. Programas de autogestão em distúrbios temporomandibulares: resultados de um processo Delphi internacional. J Oral Rehabil 43, 929-936 (2016).

103.   List T & Axelsson S Management of TMD: Evidence from systematic reviews and meta-analyses. J. Oral Rehabil 37, 430-451 (2010).

104.   Wroclawski C, Mediratta JK, Fillmore WJ. Recent Advances in Temporomandibular Joint Surgery (Avanços recentes na cirurgia da articulação temporomandibular). Medicina (Kaunas). 2023 Aug 2;59(8):1409.

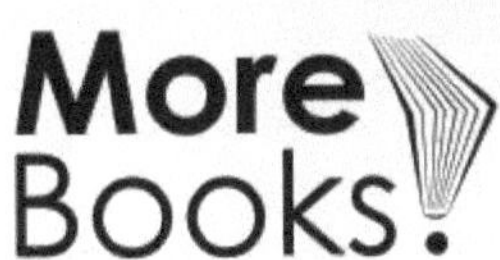

yes I want morebooks!

Buy your books fast and straightforward online - at one of world's fastest growing online book stores! Environmentally sound due to Print-on-Demand technologies.

Buy your books online at
www.morebooks.shop

Compre os seus livros mais rápido e diretamente na internet, em uma das livrarias on-line com o maior crescimento no mundo! Produção que protege o meio ambiente através das tecnologias de impressão sob demanda.

Compre os seus livros on-line em
www.morebooks.shop

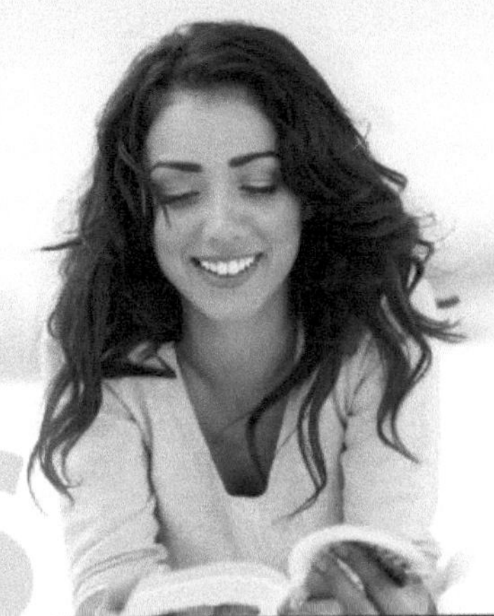

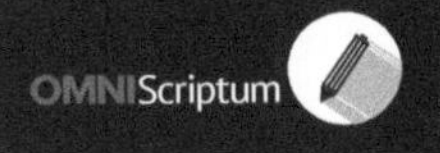

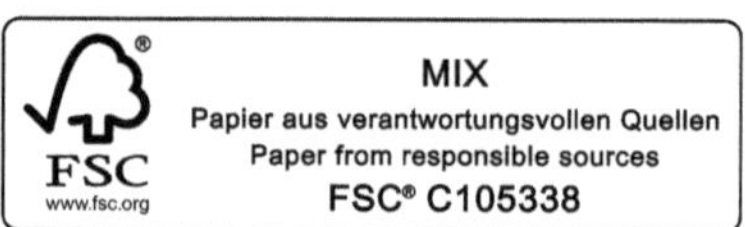